图解版

膝关节的自我认识

与

常见疾病健康管理一本通

主 编

刘 军 潘建科

U0346608

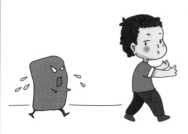

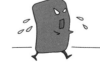

全国百佳图书出版单位
中国中医药出版社
·北京·

图书在版编目（CIP）数据

膝关节的自我认识与常见疾病健康管理一本通：图
解版 / 刘军，潘建科主编 . — 北京：中国中医药出版
社，2021.10（2023.2 重印）
ISBN 978-7-5132-6985-8

Ⅰ.①膝… Ⅱ.①刘… ②潘… Ⅲ.①膝关节—关节
疾病—防治—图解 Ⅳ.① R684-64

中国版本图书馆 CIP 数据核字（2021）第 093212 号

中国中医药出版社出版

北京经济技术开发区科创十三街 31 号院二区 8 号楼
邮政编码　100176
传真　010-64405721
河北品睿印刷有限公司印刷
各地新华书店经销

开本 710×1000　1/16　印张 9.5　字数 143 千字
2021 年 10 月第 1 版　2023 年 2 月第 3 次印刷
书号　ISBN 978-7-5132-6985-8

定价　58.00 元
网址　www.cptcm.com

服 务 热 线　010-64405510
购 书 热 线　010-89535836
维 权 打 假　010-64405753

微信服务号　zgzyycbs
微商城网址　https://kdt.im/LIdUGr
官 方 微 博　http://e.weibo.com/cptcm
天猫旗舰店网址　https://zgzyycbs.tmall.com

如有印装质量问题请与本社出版部联系（010-64405510）

主　编　刘　军　潘建科

副主编　梁桂洪　陈红云　黄永明

编　委　杨伟毅　郭　达　罗明辉　曾令烽　黄和涛　韩燕鸿　林炯同
　　　　侯森荣　赵　第　吴　明　赵金龙　李嘉晖　徐南俊　杨　园
　　　　湛　洋　郑子澄　王逸轩　曹厚然

秘　书　韩燕鸿

插画技术协助　**广州医漫科技有限公司**
　　　　　　　陈启艳　林泽锴　王家园　许春娇

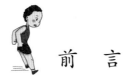

前　言

　　随着社会的老龄化，老年膝关节疾病愈益突出，已严重影响了人们的生活质量，因此延缓膝关节的寿命显得尤为迫切。

　　如何科学地预防膝关节常见疾病，做到"未病先防"？

　　如何有效地治疗膝关节相关疾病、延缓疾病进展，降低致残率及并发症，做到"已病防变"？

　　如何实现膝关节常见疾病治疗后快速康复，减少对生活质量的影响，同时降低复发率，做到"瘥后防复"？

　　《膝关节的自我认识与常见疾病健康管理一本通：图解版》，以生动形象的漫画结合通俗易懂的文字，将膝关节常见疾病的早期自我诊断、预防性康复治疗和受伤后临时处理及术后康复锻炼方法简明扼要地展现了出来。本书涵盖了膝关节常见疾病的基础知识、流行病学、诊断和治疗原则、保守治疗（如中药内服外敷、针灸、推拿等）、手术治疗（关节镜、截骨术、关节置换术等）、术后康复锻炼指导、食疗指导等内容，并创新性地提出了骨关节炎中西医结合阶梯治疗的方法。

　　本书内容全面、写作模式新颖，兼具科学性与趣味性，是一本适合临床医生、医学院校学生、膝关节相关疾病患者及普通大众阅读的科普书籍。对膝关节常见疾病的预防、临床诊疗及居家康复等具有较好的指导意义。

本书的编写已纳入广东省科技计划项目（2020A1414050050）；广东省财政厅项目（[2014]157号、粤财社[2018]8号）；广州市科技计划项目（202102010273）；广东省中医院中医药科学技术研究专项（YN2019ML08、YN2015MS15、YK2013B2N19）课题项目。

祝《膝关节的自我认识与常见疾病健康管理一本通：图解版》顺利出版发行！

本书编委会
2021年3月

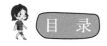

目 录

第一章

膝关节之谜

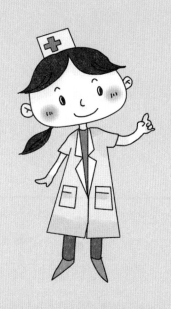

第一节　膝关节构造之小常识

我们俗称的膝盖，也叫膝关节，其范围大概是从髌骨上缘上方3横指水平到胫骨粗隆高度之间。膝关节是人体的重要枢纽，它是人体内个头最大、构造最复杂、力量最强大的关节。膝关节的框架由3块骨头组成，上面的为大腿骨（股骨），前面游离的为髌骨，又称膝盖骨，下面的为小腿骨（胫骨）。整个骨架由人体的肌肉、神经、血管连接形成一个具有活动功能的、类似"生命"的整体，缺一不可。

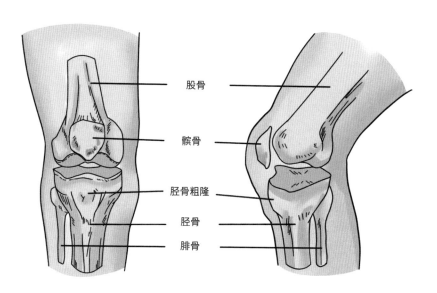

股骨

髌骨

胫骨粗隆

胫骨

腓骨

▲ 膝关节结构图

第二节　膝关节中的小部件、大作用

一、膝关节的减震器之一 ——关节软骨

关节软骨就是覆盖在关节表面的一层很薄的灰白色的有光泽的组织。关节软骨就像一个独立的小零件，无血管、神经、淋巴组织，不与周围的组织相通，其营养主要来源于关节囊分泌的滑液。

关节软骨由四层不同的组织结构构成，从贴近骨面的深层到表层依次为钙化层、深层、过渡层和表层，就好像给骨头表面涂上了四层"油漆"一样，防止骨头与骨头之间的摩擦，从而能够起到保护骨头的作用，"油漆"一旦被刮掉，基本上很难复原。

关节软骨主要由水和 2 型胶原蛋白组成。胶原蛋白形成具有伸缩功能的网架，当受到压力时，网架被压缩，随着压力的消失，网架可恢复原来的模样。因此，关节软骨组织具有一定的韧度和弹性，可以减少运动时的摩擦，

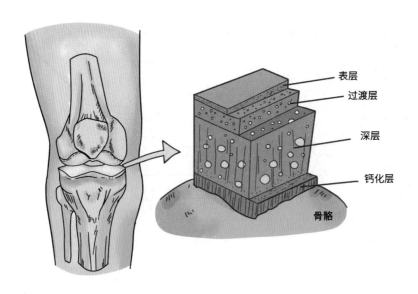

▲ 关节软骨的组成

同时减缓运动时的震荡和冲击，能够起到很好的减震作用。关节软骨又像是海绵，当挤压时变扁，水分从海绵挤出，不挤压时，海绵又吸收水分膨胀，这水分就是滑液，关节软骨就靠这样挤出、吸入滑液得到营养而保持健康。

二、膝关节的减震器之二 —— 半月板

在胫骨平台表面附着两个半月板，分别为内侧半月板和外侧半月板，内侧半月板比较大，外形类似"C"字，外侧半月板则近似"O"形。半月板就像两片"橡胶软垫"，同样可以起到很好的减缓压力作用。半月板会随着膝关节活动而产生移动，当在进行剧烈运动过程中膝关节突然改变方位时，半月板会很容易受损，因此，运动员较容易发生膝关节半月板损伤，尤其是踢足球和打篮球等急剧扭转膝关节的运动特别容易使半月板受伤。

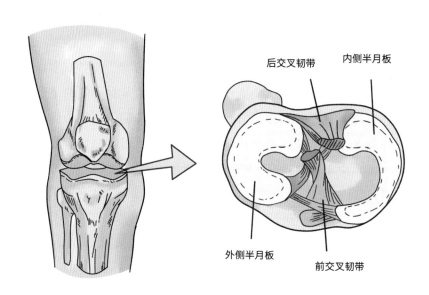

后交叉韧带　　内侧半月板

外侧半月板　　前交叉韧带

▲ 正常膝关节的半月板

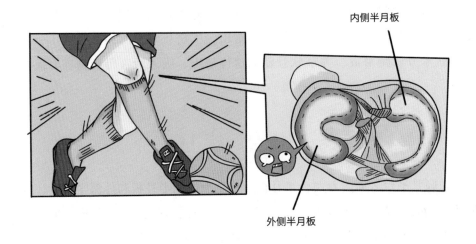

内侧半月板

外侧半月板

▲ 被挤压的半月板

三、膝关节的保护带 ——— 韧带

对膝关节起主要作用的韧带有四条：前交叉韧带和后交叉韧带位于中间，外侧副韧带和内侧副韧带分别位于两侧。四条韧带就像桥梁的拉索，让膝关节在特定的范围内活动，是稳定膝关节的主要结构。

前后交叉韧带又称十字韧带，这两条韧带像十字架一样连接着股骨和胫骨。前交叉韧带能维持膝关节向前的稳定，保持关节在一定的范围内向前移动，防止过度前移，限制膝关节过伸；而后交叉韧带可维持膝关节向后的稳定，保持关节在一定的范围内向后移动，防止过度后移，限制膝关节过屈；同时前后交叉韧带具有使膝关节屈伸和旋转运动的功能。

内侧副韧带位于膝关节内侧，外侧副韧带则位于膝关节外侧，这两条副韧带可以防止大腿骨和小腿骨之间发生侧向的错位，维持关节的稳定性。打羽毛球跳起膝关节扭转急停或滑雪运动容易使这四条韧带受伤。

另外，膝关节前面还有一条较为重要的韧带 ——— 髌韧带，又称髌腱，是全身最强大的韧带之一。髌韧带是大腿前部的股四头肌肌腱的延续部，位于膝关节的正前方，髌韧带上起自髌尖及其后方的粗面，向下连接于胫骨。

髌韧带与股四头肌肌腱共同维持髌骨的稳定，同时髌韧带两侧有自股内侧肌和股外侧肌延续来的内、外侧支持带，以加强关节囊并防止髌骨向侧方脱位。髌韧带可通过髌骨传导并增强股四头肌的作用，协助维持膝关节的稳定，保护膝关节，并在膝关节伸直过程中起滑车作用。激烈短跑容易使髌韧带附着于胫骨粗隆的骨块拉脱损伤，儿童及青少年过量跑步可使胫骨粗隆骨骺发炎而发生疼痛。

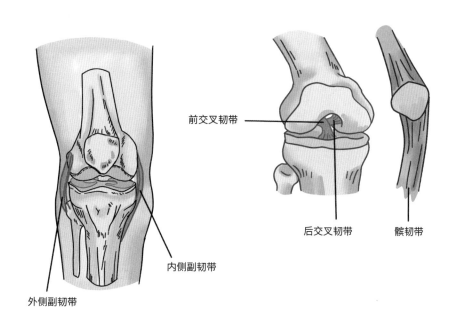

前交叉韧带

后交叉韧带

髌韧带

内侧副韧带

外侧副韧带

▲ 保护膝关节的主要韧带

四、关节润滑剂（滑液）的工厂 ——关节囊

滑液就是关节液，具有润滑关节的作用，在正常膝关节腔内有 2～5mL，是由滑膜分泌的一种具有高度黏稠性的液体。

关节囊就像一个"睡袋"，将膝关节中的三个骨头包绕起来，形成一个密封的空间，只允许连接的骨头在"睡袋"里面活动。关节囊的内层为滑膜层，此层就是"关节润滑剂"的工厂，不断分泌和吸收滑液，进行物质代谢，在维持关节的牢固和稳定性的同时可以持续生产"润滑剂"，保持关节活动的灵活性。正常的滑液同时也可以给关节软骨提供营养。当关节发炎时，滑膜肿胀增厚，产生过多不正常滑液，使关节充盈肿胀、疼痛，随着炎症的缓解，滑液也随之吸收减少，关节肿胀消退。关节囊就像一个保护膜，防止滑液向外渗漏，维持关节润滑性，同时也为关节提供屏障，防止人体的其他分泌物进入关节。

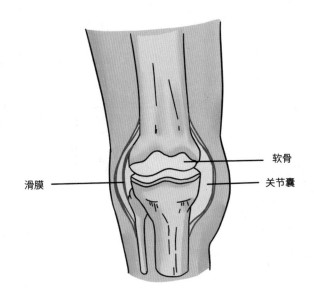

软骨

滑膜

关节囊

▲ 关节囊"包裹着"膝关节

第三节　膝关节活动的范围

膝关节在正常情况下，其运动范围为过伸 5°～10°，屈曲 120°～150°。在膝关节屈曲 90° 时，膝关节可展现出旋转的功能，向外旋可达 45°，内旋为 10°～30°。膝关节的不同活动方向可以自由组合，形成不同的动作，这些活动范围使人能够进行走、坐、卧、跑、跳等活动，满足日常生活、工作和运动的需求。

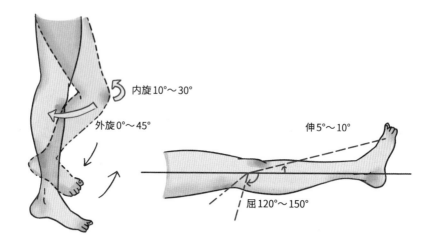

内旋10°～30°

外旋0°～45°

伸5°～10°

屈120°～150°

▲ 膝关节活动的范围

第四节　膝关节承受的压力

膝关节是我们人体中"压力"最大的关节，支撑着人体大半个身子的重量，是人体最重要的承重关节。除了睡觉、静坐等情况以外，在白天，膝关节大多时候处于高强度压力的工作状态，可谓"压力山大"。

不同的运动对膝关节压力有不同的影响，人在平躺时膝关节承受的压力趋近于零；当我们站立或行走时，它的负重是体重的1～2倍；上下坡或上下楼梯时是3～4倍；跑步时是体重的5～7倍；而在跪和蹲的时候，膝关节承受的重量是体重的8倍。

以一个体重50kg的人举例：当他走路时，膝关节会承受50～100kg的重量；当他上下楼梯时，膝关节会承受150～200kg的重量；而蹲和跪时，膝关节会承受大约400kg重量的压力。过大的压力可使软骨出现磨损，释放炎症介质刺激关节产生炎症，出现疼痛和肿胀，但如果不运动又使滑液循环减慢、肌肉韧带萎缩、关节营养不良，软骨提前退化。所以，过大量和不足量的运动都对关节健康不利，适当正确地运动才能保持关节的健康。

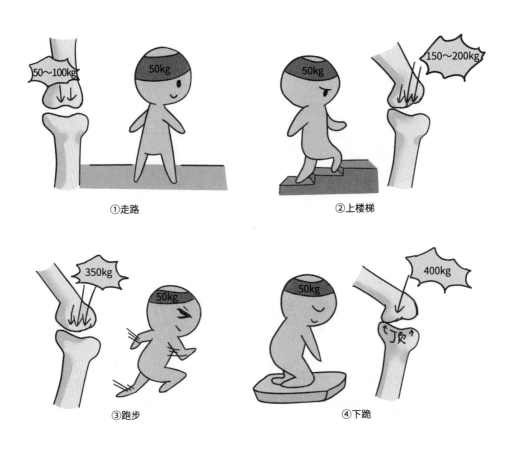

①走路　　②上楼梯

③跑步　　④下跪

▲ 不同体位的膝关节承重情况

第二章

千奇百怪的膝关节炎

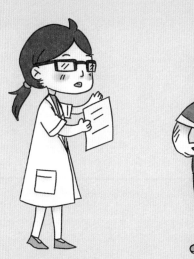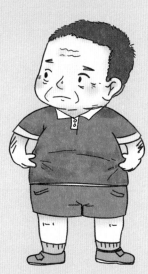

第一节　退化的膝关节 —— 膝骨关节炎

典型病例

56 岁的张先生因缺乏运动而体重逐渐超标，体重接近 100kg。一次体检中他发现自己的血脂和血压升高了。张先生害怕长期吃降压、降血脂药，就想通过运动减肥达到健康的目的，于是制定了一日一万步的计划，每天坚持走一万步，并偶尔去爬山。

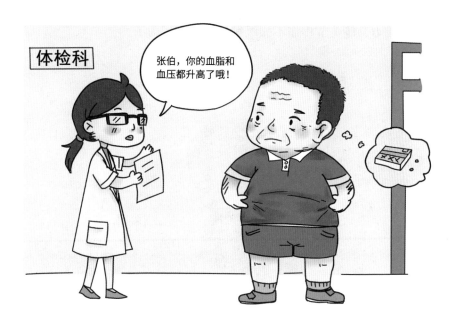

▲ 张先生体检得知血脂血压高

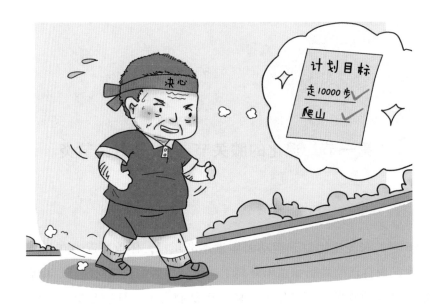

　　运动一段时候后，体重有所下降，张先生可开心了。可是，另一个问题出现了，他走路时膝关节出现了酸胀、疼痛的感觉，刚开始休息后可缓解，后来越发无力，膝关节疼痛不能缓解，再也走不动了。

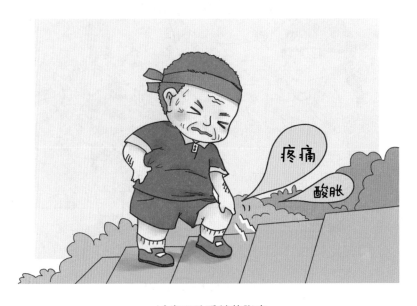

▲ 过度运动后关节胀痛

张先生遂前往广东省中医院看病，医生接诊后建议他行膝关节的 X 线检查，X 线结果提示张先生的膝关节退行性病变伴磨损、肿胀、骨质增生。医生指着 X 线片上的膝关节骨质向张先生说：您患了膝骨关节炎这种疾病。医生又耐心解释道：膝骨关节炎是老年人最常见的骨关节炎，老年人的膝关节本身就存在退行性变，再加上您体重超重，长期健步行走，运动量过大，加大了膝关节负荷，故膝关节更容易劳损。

张先生听后很焦虑，不能运动，怎么减肥，岂不是要吃药降血压、血脂？医生根据张先生的病情给出的治疗方案消除了张先生的焦虑感：您的膝关节退变不算严重，保守治疗即可缓解症状，适当的运动也可防止膝关节加速退化，目前应以休息为主，避免引起膝关节疼痛加重的动作，如快步行走、爬山、上下楼；配合针灸、按摩、冷敷、中药熏洗等中医疗法缓解膝关节疼痛；您现在以膝关节疼痛为主要症状，结合舌苔、脉象，考虑以气滞血瘀证为主，口服活血化瘀、行气止痛的中药能更好地缓解症状，同时把健步行走改为游泳，因为在水中膝关节不需要负重，在锻炼膝关节肌肉力量的同时也可避免膝关节退变。

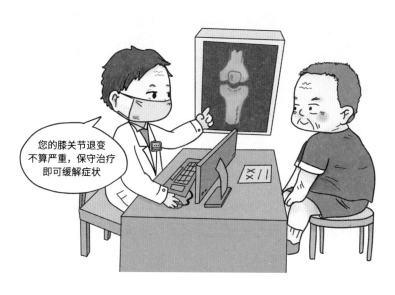

您的膝关节退变不算严重，保守治疗即可缓解症状

▲ 医生告知张先生患膝骨关节炎，运动需循序渐进

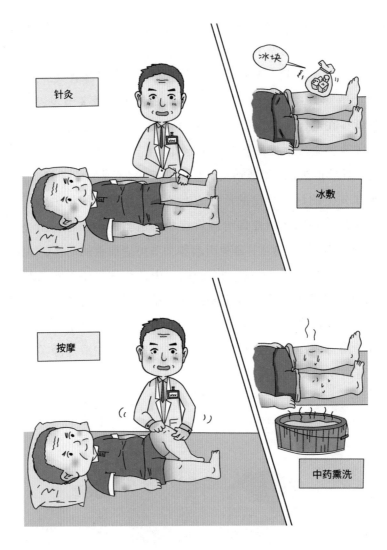

▲ 保守治疗解疼痛

　　一个月后，张先生膝关节的酸胀和疼痛感基本缓解，而且体重也下降了
3kg。医生告诉张先生：现在的运动方式可以改成健走配合游泳，早、中、
晚每天走三次，每次 1km。又过了三个月，张先生的体重又减轻了 7kg；经
过这段时间的合理运动，张先生的体重减轻了，膝关节的负荷也随之减轻，
因此可以逐渐加大运动量，可一次连续走六千步，每天共走一万步，继续配

合游泳，同时控制饮食，两个月后体重已经降至 85kg。张先生近半年来膝关节酸胀和疼痛感也没有复发，年度体检也发现血压、血脂较前明显下降。

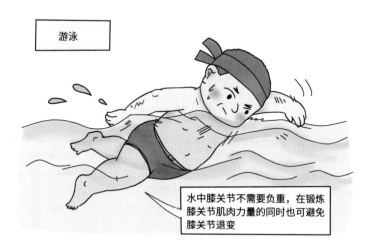

游泳

水中膝关节不需要负重，在锻炼膝关节肌肉力量的同时也可避免膝关节退变

▲ 疼痛减轻需游泳

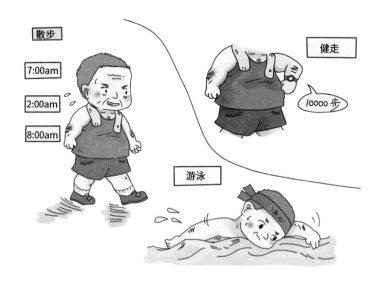

散步

7:00am

2:00am

8:00am

健走

10000 步

游泳

▲ 康复锻炼需规律

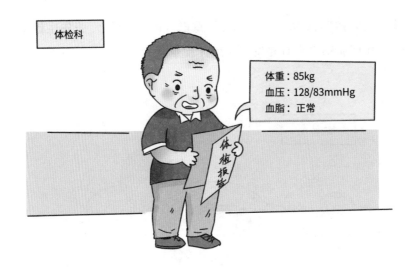

体检科

体重：85kg
血压：128/83mmHg
血脂：正常

▲ 坚持数月健康归

　　张先生感叹，幸亏自己及时去医院咨询并按照医生的运动方案进行锻炼，不然差点"害"了自己的膝关节。医生说：的确，老年人多伴有膝关节退行性改变，易患膝骨关节炎，所以运动要讲究方法，并且要因人而异，运动强度逐步增加，可以分多次进行，等身体及关节适应了运动强度，才能有效避免膝关节损伤。

一、膝骨关节炎的发生与进展

　　膝骨关节炎又称为膝骨关节病、膝关节退行性病变和膝关节老年性病变，简称 KOA（knee osteoarthritis），是一种以关节软骨破坏、关节边缘骨质增生、软骨及软骨下囊性变或硬化为特征的退行性关节炎，又称为老年性关节炎、肥大性关节炎。膝骨关节炎是中老年人中最常见的关节疾病，据统计，60 岁以上的老年人有 50% 患此病；75 岁以上更有高达 80% 的人患此病，其中还有 53% 的人因为此病而丧失膝关节功能，严重影响运动功能和生活质量。从某种程度上来讲，膝骨关节炎已成为老年人致残的"头号杀手"。

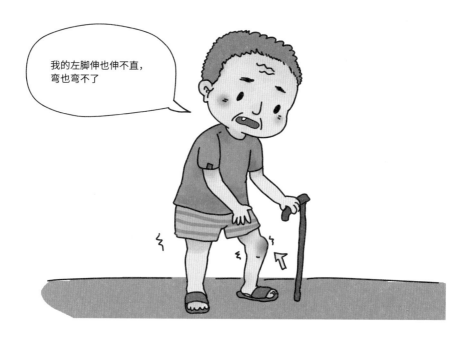

▲ 部分患者已因膝骨关节炎而导致残疾

　　关节软骨的损坏是膝骨关节炎的开始，也是最容易被病人和医生忽视的一个病变部位，而关节软骨的损伤则是由机械性和生物性双重因素相互作用导致的。机械性因素可来源于各种因素导致膝关节承受的负荷加大，如肥胖、长期高强度的运动、长期处于下蹲或跪的姿势（如电焊工）、有先天性关节结构异常和缺陷导致膝关节受力不平衡（先天性"O"形或者"X"形腿、先天性髋关节脱位、髋臼发育不良等）。生物性因素可能是由于人体年龄增大，新陈代谢减慢，肌肉、神经和血管功能逐渐减退，可导致肌肉运动不协调，容易引起关节损伤，供应关节血流减少会导致关节营养不足，有害物质也会堆积过多，关节软骨则会被损坏；同时骨的无机物含量增多，骨的弹性和韧性会逐渐变差，软骨受力不平衡，会导致一侧关节软骨损伤严重；另外人体患有糖尿病或骨质疏松等疾病会影响骨与软骨的代谢能力，导致软骨功能减退而逐渐丧失保护关节的能力。

　　膝骨关节炎主要表现为膝关节疼痛、活动不灵活两大症状，也是病人寻求治疗的主要原因。骨性关节炎的发病缓慢，但是症状呈持续性和进展性加重。疾病初期膝关节疼痛为阵发性，休息后可缓解。如果膝关节得不到有效的治疗，随着时间的推移会一直疼痛，劳累和晚上还会加重，上下楼过程中更为明显，到了疾病的后期，膝关节会出现肿大、畸形等明显的外观改变，膝关节周围的肌肉也会逐渐无力，关节也出现明显僵硬、活动受限等症状，此时等待膝关节的命运就只有被换成人工关节了。

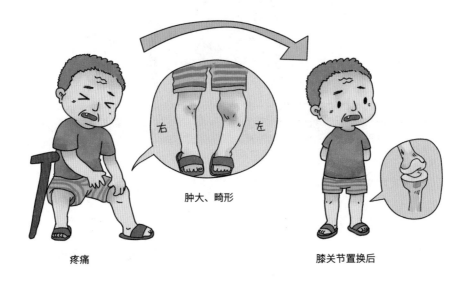

肿大、畸形

疼痛

膝关节置换后

▲ 严重的膝骨关节炎只能靠膝关节置换来维持膝关节功能

二、膝关节退化的预知

谁容易患膝骨关节炎

从上述的发病因素可知，容易发生膝骨关节炎的人群有老年人、肥胖者、绝经后妇女、高强度运动员（如篮球、足球、羽毛球等）、经常性下蹲工作的工人、膝关节受过重大外伤者（胫骨平台骨折、半月板损伤、交叉韧带损伤等）、糖尿病患者、骨质疏松患者等。此类人群应定期到医院检测膝关节的改变，并做好膝关节的保养工作。

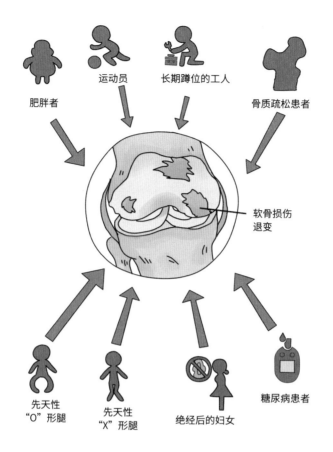

肥胖者

运动员

长期蹲位的工人

骨质疏松患者

软骨损伤退变

先天性"O"形腿

先天性"X"形腿

绝经后的妇女

糖尿病患者

▲ 影响膝骨关节炎出现和加重的因素

膝骨关节炎诊断知多少

美国风湿病学会 1995 年诊断标准如下：

①近一个月膝关节反复疼痛；

② X 线片（站立或负重位）提示关节间隙变窄，软骨下骨硬化和（或）囊性变、关节缘骨赘形成；

③关节液（至少两次）清亮黏稠，WBC<2000/mL；

④患者 ≥ 40 岁；

⑤膝关节晨僵 ≤ 30 分钟；

⑥膝关节活动时有骨摩擦音（感）。

注：结合临床、实验室及 X 线检查，符合①＋②或①＋③＋⑤＋⑥条或①＋④＋⑤＋⑥条者，可被诊断为膝骨关节炎。

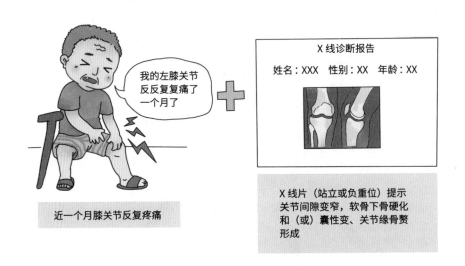

▲ 符合膝骨关节炎诊断（①＋②）

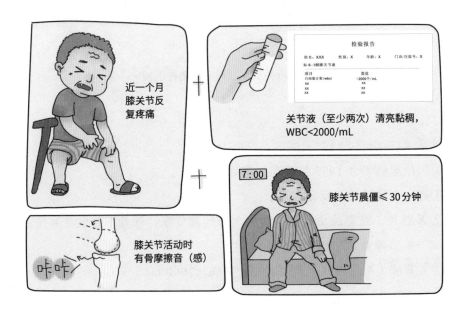

▲ 符合膝骨关节炎诊断（①＋③＋⑤＋⑥）

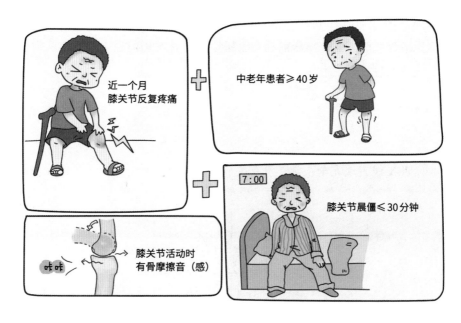

▲ 符合膝骨关节炎诊断（① + ④ + ⑤ + ⑥）

三、如何拯救退化的膝关节

膝关节功能正常是人体赖以正常生活的主要条件之一，因此，当膝关节发生退化时，膝关节功能受到影响，并产生疼痛这种极度影响人们生活体验的症状，进而影响患者的功能活动。由于长期缺乏运动会导致一些慢性疾病如高血压、高脂血症、糖尿病得不到有效控制，只能依靠药物来控制病情，并导致肌肉萎缩、骨质疏松、脏器功能衰退，严重影响人们的健康状态。所以，合理地预防和治疗膝骨关节炎有利于提高患者的生活质量，改善患者的生活体验感和总体健康状态。

膝骨关节炎是一个慢性进展性的疾病，在治疗上也应分级治疗，由病情轻时的健康教育、运动疗法等保守治疗向病情重时的手术治疗逐步过渡，形成如阶梯般的一级一级的治疗方案。在防止治疗方法不到位的同时也避免过度医疗。

为了给医生及大众提供膝骨关节炎提前预知的信息，根据骨性关节炎的发展规律，结合临床经验，我们提出膝骨关节炎临床五分期法，在指导疾病的阶梯治疗同时，也给临床前期（即膝骨关节炎发病前期）提供合理指导，可预防该病的进展和恶化。

（一）膝骨关节炎临床分期及相应的阶梯治疗

1. I 期（前期）

本时期 X 线表现完全正常，没有关节间隙狭窄、反应性骨质变化等表现。

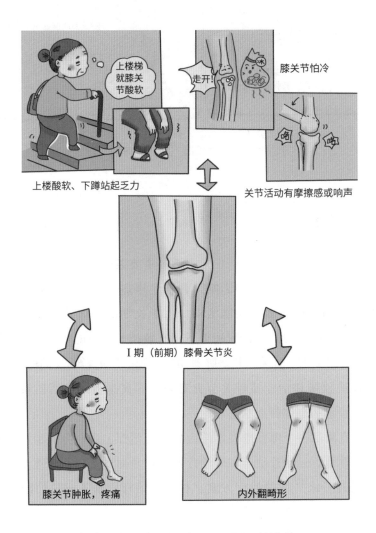

▲ 膝骨关节炎临床分期：I 期（前期）

但膝关节有轻度不适，怕冷，上楼酸软、下蹲站起乏力，关节活动有摩擦感或响声，极个别患者剧烈运动可以出现急性滑膜炎，或有超出正常范围的发育性关节内外翻畸形，但按诊断标准尚未构成骨关节炎。

本时期以健康教育、预防和保守治疗为主。

（1）健康教育和预防：在确定膝关节的骨质没有明确的改变后合理使用膝关节，并对膝关节进行有效的"保养"。

1）调整生活方式：膝骨关节炎的主要症状为膝关节疼痛，长期的疼痛容易使人产生焦虑感和抑郁的情绪。疼痛和焦虑都是导致失眠和抑郁的主要因素，并容易造成恶性循环，严重影响人们的生活质量和加快疾病的恶化。因此，患者应该调整个人的生活方式，增加社交活动，通过与人交谈或者活动的过程转移注意力并放松个人心态，有条件的可参加社会公益活动，在帮助人的同时可使身心愉悦，增加个人的社会归属感；通过合理的运动宣泄不良的情绪，可有助于睡眠，利于形成早睡早起的生活习惯。

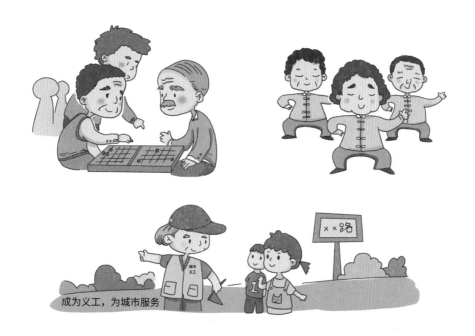

▲ 多参与社交活动、运动，或做义工

2）恰当而有规律的运动：以步行和游泳为主要的运动方式，尽量少爬楼梯、少爬山，可适当进行五禽戏、太极拳、八段锦等有氧运动；不同年龄或者不同身体状态者可结合自身特点进行不同强度及频率的运动方式，但应避免不良姿势和关节过度活动，如打太极拳时要避免过度下蹲造成膝关节软骨的磨损。每天应安排固定的时间、时长和频率进行运动，持之以恒。

早上散步30分钟　　下午打八段锦20分钟

晚上游泳40分钟

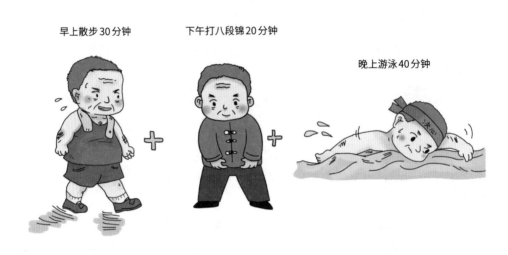

▲ 坚持有规律的运动

3）控制危险因素：目前我们所知的膝骨关节炎的危险因素有年龄增大、肥胖、骨质疏松、膝关节先天发育异常、外伤等。年龄增大是我们不可避免的因素，也是不可逆转的事实，因此，控制其他因素成了主要的目标。

①控制体重：人的正常体质量值为18.5～25，因此我们应该将自己的体质量控制在合理范围；可通过控制饮食和有效的运动进行减肥。

$$体质量（BMI）= 体重（kg）/ 身高（m）^2$$

②预防骨质疏松：随着年龄的增大，骨质会逐渐丢失，会加快膝骨关节炎的发展，绝经后的妇女及老年人应多晒太阳，适当补充钙和维生素 D，防止骨量过快丢失。

③纠正畸形的髋、膝关节：先天性发育异常或者后天外伤导致的髋、膝关节畸形会造成膝关节一侧的磨损加重，需对畸形的部分进行矫正。矫正的方式根据患者的年龄和畸形的程度分为佩戴支具或者手术进行截骨矫正等方式，需到正规医院和专科进行咨询和治疗。

④避免外伤：中老年人应避免进行剧烈的运动，如打篮球、踢足球、打羽毛球等容易使膝关节损伤的运动。对从事重体力劳动，长期站立工作或长期下蹲工作的人群，应注意保护膝关节，不要长期处于同一姿势，需定时转换姿势，缓解膝关节压力。

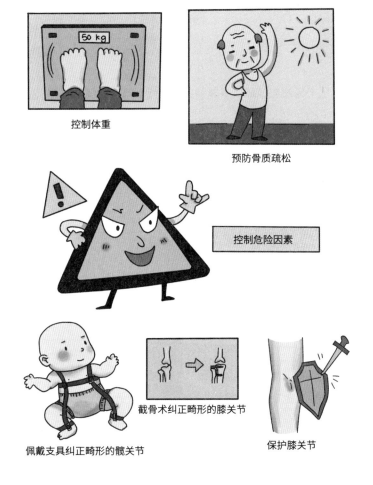

控制体重

预防骨质疏松

控制危险因素

佩戴支具纠正畸形的髋关节

截骨术纠正畸形的膝关节

保护膝关节

▲ 控制危险因素

4）膝关节的日常保护：在寒冷环境中注意膝关节的保暖，可采取关节热敷和按摩，外出时可使用护膝。避免处于潮湿阴暗的环境中，多晒太阳。尽量减少长时间下蹲、负重屈膝的动作，少做跷二郎腿、跪的动作，女性应该少穿高跟鞋。

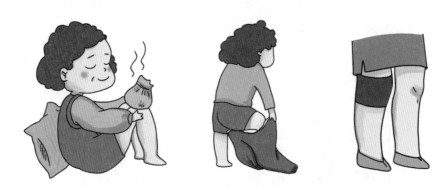

▲ 天冷时多热敷膝关节，外出时穿秋裤、佩戴护膝

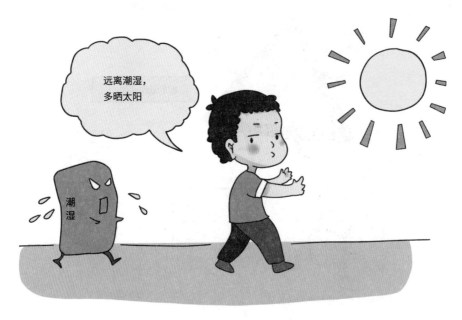

远离潮湿，多晒太阳

潮湿

▲ 避免处于潮湿阴暗的环境中

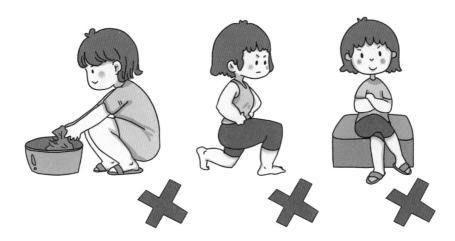

▲ 少下蹲、负重屈膝，不下跪，不翘二郎腿

5）合理的饮食：患者应以低脂、低热量、低糖、低盐饮食为主，有利于控制体质量。也可通过多食豆制品、奶制品，以及紫菜、海带、鱼虾等海鲜类补充钙和维生素 D。还可通过多吃水果和蔬菜补充维生素 C，达到抗氧化、抗炎的作用。合并糖尿病或者高尿酸血症（痛风）的患者应遵循内分泌科或相关专科医生的建议进行合理的饮食。

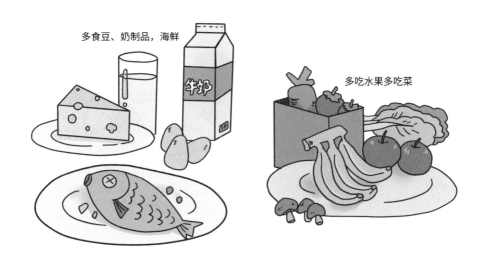

多食豆、奶制品，海鲜

多吃水果多吃菜

▲ 合并糖尿病或者高尿酸血症（痛风）的患者不要贪吃

（2）保守治疗

①西医治疗：西医的保守治疗即以上的健康教育、调整生活方式、控制危险因素等。

②中医治疗：进行五禽戏、太极拳、八段锦等中国传统运动疗法。针灸、按摩、中药熏洗等中医特色疗法对于膝关节疼痛具有较好的疗效，且副作用小、不易复发。

2. Ⅱ期（早期）

本期患者主要表现为膝关节的轻微疼痛、肿胀、活动稍受限，X线表现基本正常，关节软骨出现部分纤维化，但软骨厚度无明显改变，边缘可出现轻微骨赘。

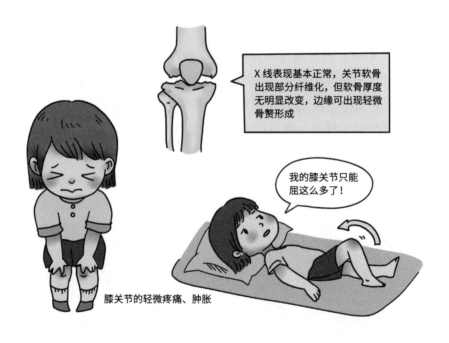

X线表现基本正常，关节软骨出现部分纤维化，但软骨厚度无明显改变，边缘可出现轻微骨赘形成

我的膝关节只能屈这么多了！

膝关节的轻微疼痛、肿胀

▲ 膝骨关节炎临床分期：Ⅱ期（早期）

本时期的治疗仍以保守治疗为主。

在Ⅰ期（前期）治疗方案的基础上增加肌肉的功能锻炼，如增加股四头

肌收缩的练习；采用物理疗法（红外线、激光、磁疗、中频电刺激等）配合中药辨证内服，中药封包外敷，外涂药油或配合针灸、按摩治疗，通过活血通络、促进血液流动来达到消肿止痛和促进关节恢复正常活动的目的。

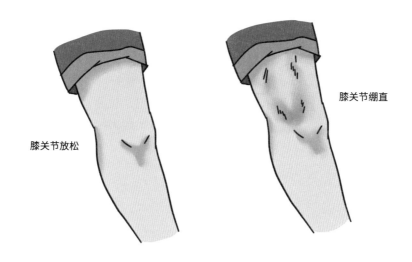

膝关节绷直

膝关节放松

▲ 股四头肌收缩练习

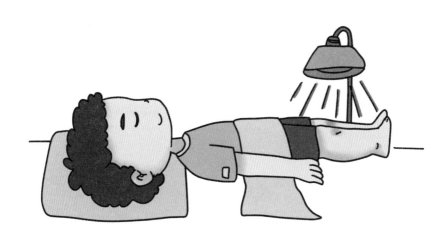

▲ 红外灯照射等物理疗法

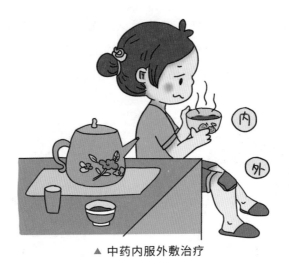

▲ 中药内服外敷治疗

3. Ⅲ期（中期）

本期患者的主要表现为膝关节的活动性疼痛、肿胀、活动范围减小。X 线表现为明显骨赘，累及关节间隙，关节间隙轻度狭窄，关节软骨出现纤维化。

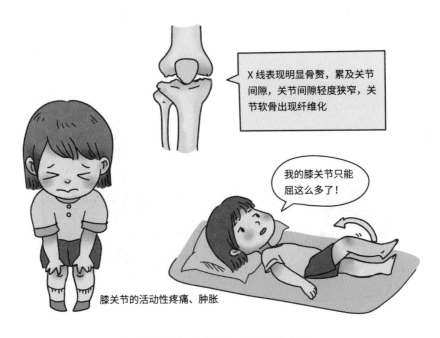

X 线表现明显骨赘，累及关节间隙，关节间隙轻度狭窄，关节软骨出现纤维化

我的膝关节只能屈这么多了！

膝关节的活动性疼痛、肿胀

▲ 膝骨关节炎临床分期：Ⅲ期（中期）

此时期已形成了膝骨关节的典型症状，需要积极干预治疗。

Ⅰ期、Ⅱ期的健康教育、控制危险因素的保守治疗的手段仍需继续坚持。缓解症状是此时的主要治疗目标之一。必要时需按时、按规律口服或外用消炎止痛药物，或者在关节腔中注射玻璃酸钠"润滑"关节。此时关节软骨开始被损坏，需适当补充软骨保护剂以保护关节软骨，或者在关节腔中注射自体富血小板血浆以促进关节软骨修复。用药需在医师指导下进行，并定时、足疗程使用。

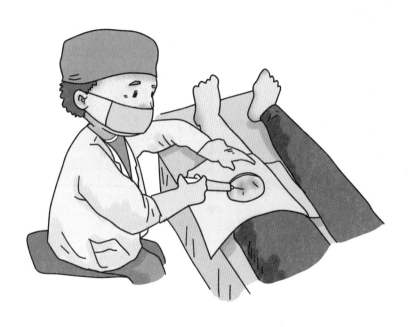

▲ 关节腔注射玻璃酸钠

富血小板血浆这么神奇的东西究竟是怎么来的？

富血小板血浆是一种来自于人体自身的血浆制品，亦称富血小板凝胶或浓缩血小板，医学上简称PRP。它是由人体自身的静脉血经过严格的离心和过滤程序，从而获得的富含大量血小板的血浆制品。富血小板血浆含有大量促进骨与软骨修复的生长因子，同时也可给关节软骨提供丰富的营养，可抑制关节软骨损伤继续发展，并能促进软骨修复，缓解疼痛。富血小板血浆是目前临床上具有延缓膝关节退化作用的良药之一，适用于早、中期的膝骨关节炎患者。

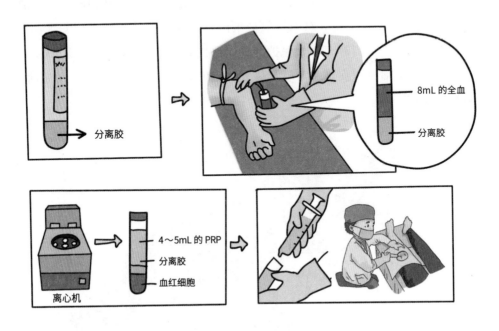

分离胶

8mL 的全血

分离胶

离心机

4～5mL 的 PRP

分离胶

血红细胞

▲ 自己的，才是最好的

4. Ⅳ 期（后期）

本期患者的主要表现除了上述 3 期的症状外，还经常有卡顿的感觉或关节绞锁等症状。X 线表现为关节间隙中度狭窄、骨赘形成，有的出现内翻畸形，即俗称的"罗圈腿"（"O"形腿）。

本时期的患者如疼痛和膝关节活动障碍症状明显，严重影响日常生活，可行保膝手术治疗，目前医学上较为成熟的保膝手术的类型有膝关节镜清理术、截骨矫形术和膝关节单髁置换术。

（1）关节镜清理术：关节镜清理术在膝骨关节炎的应用主要是通过取出膝关节的游离体和 / 或清除增生的滑膜组织，以减轻游离体移动产生的疼痛和滑膜过度增生引起的肿胀、炎性疼痛。

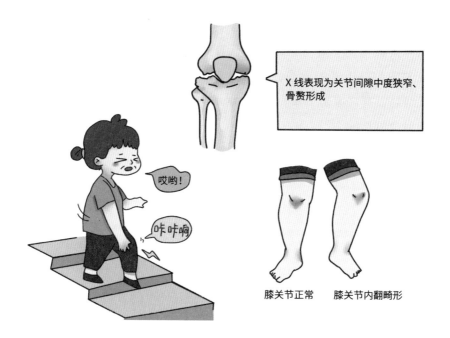

▲ 膝骨关节炎临床分期：Ⅳ期（后期）

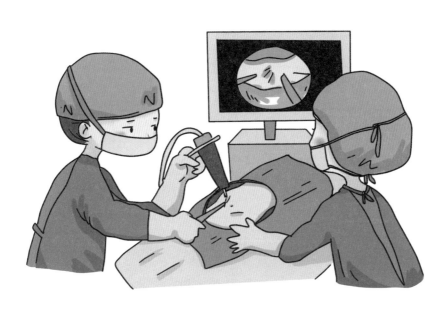

▲ 膝关节镜手术

（2）截骨矫形术：对于膝关节明显一侧畸形，一侧软骨完好，一侧磨损严重，年龄较低的患者可采用胫骨截骨或者腓骨截骨术来纠正畸形的膝关节，恢复膝关节正常的力线，使膝关节双侧间隙恢复受力平衡。截骨术最大的优势是没有"惊动"膝关节，在真正意义上保住了膝关节，使"天然"的膝关节寿命更长。

膝关节还是"天然"的好！

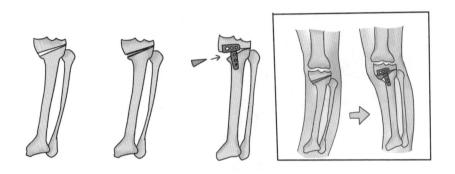

▲ 胫骨内侧高位开放楔形截骨术

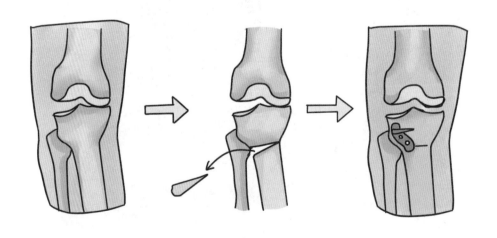

▲ 胫骨高位外侧闭合式楔形截骨术

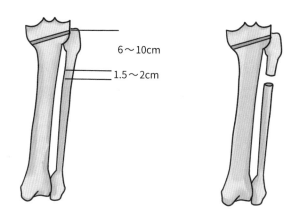

6～10cm

1.5～2cm

▲ 腓骨截骨术

（3）单髁置换术：对于单侧间室病变、活动量少、无超重（BMI<30）、内外翻畸形 <15°、交叉韧带完好的患者，可采用单髁置换术来矫正膝关节力线，延缓膝骨关节炎病情的发展。与全膝关节置换术相比，单髁置换术具有出血少、手术时间短、术后恢复快等优点，能够很好地缓解疼痛，恢复膝关节功能，同时，单髁置换保留了膝关节交叉韧带，截骨量少，保留了对侧及髌股关节间室的骨质，最大限度地保留了膝关节的功能。

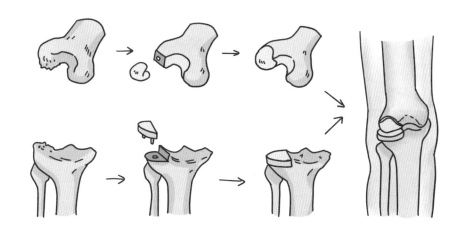

▲ 单髁置换术

5. V期（晚期）

本期患者主要表现为膝关节休息痛、运动痛、畸形、关节僵硬、活动受限。X线表现除了上述现象外，可见关节间隙明显狭窄，主要为软骨完全磨损，骨与骨相接触，软骨下骨质呈象牙化。这是膝关节骨关节炎终末期的表现，只能进行人工膝关节置换。术后需按时服药并密切配合医生嘱托的理疗、功能锻炼等康复方案。此外可以继续配合中医的针灸、按摩、中药熏蒸等疗法。

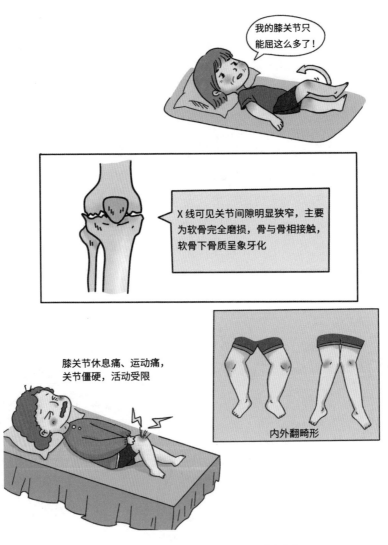

▲ 膝骨关节炎临床分期：V期（晚期）

全膝关节置换术：适用于经各种非手术治疗无效的膝骨关节炎终末期患者，往往是保守治疗效果不佳的最后选择。它主要是将膝关节表面多余骨赘及损伤的软骨去掉，重新镶上一层新的金属"盔甲"，可以改变膝关节疼痛、肿胀、功能障碍的状况。术后在医护的指导下进行功能锻炼，以恢复行走活动功能，使患者能够更快地融入正常的生活，目前疗效良好。

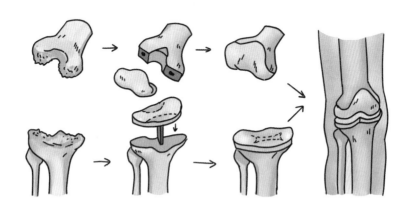

▲ 全膝关节置换术

四、给退化的膝关节来一份食谱

膝骨关节炎患者在日常饮食方面需要进行调整，来帮助防治膝骨关节炎：一方面是进食能够减缓发炎、减轻疼痛的食物；另一方面可进食有利于关节软骨组织生长修复的食物。

关节软骨的生长需要维生素、蛋白质以及矿物质等营养物质的供给；维生素 A 促进蛋白质的生物合成和骨细胞的分化，维持骨骼正常生长发育，如鱼肝油、鸡蛋、胡萝卜、红心红薯、芒果、辣椒和柿子等含维生素 A 较多；维生素 C 有利于纤维和结缔组织形成，如辣椒、茼蒿、菠菜、土豆、韭菜等含维生素 C 较多；维生素 D 可促进钙磷的吸收，利于骨钙化，奶类、蛋黄、动物肝脏、海鱼等含维生素 D 较多；鸡爪、蹄筋、贝类、小鱼干等富含胶质、软骨素的食物，有利于关节软骨修复；而生物类黄酮可加强关节内胶质的能力,加速损伤软骨的复原,如柑橘、绿茶等。

多进食生姜、葱、蒜、鱼类、橄榄油、樱桃、咖喱等食物有助于减轻关节炎症反应;三文鱼中富含的Ω-3脂肪酸有利于减缓炎症;而一些碳水化合物(如面包、馒头)、动物类脂肪摄入过多可导致炎症加重,减少此类食物的摄入可减轻关节疼痛;控制碳水化合物、脂肪等含热量较高的食物来减肥也是预防膝骨关节炎的一项重要举措。

中医药是一个巨大的宝藏,部分药食同源的中药材可以运用于日常的生活饮食中,适当使用可预防疾病发生和促进疾病的康复。中医认为膝骨关节炎属于"痹证",通常是由"风、寒、湿"三种邪气侵袭关节导致气血运行不畅而引起的膝关节疼痛和活动不灵活;且人体内部的改变也会导致膝关节气血运行不畅,例如肥胖之人多痰湿,人体内血脉中的痰湿过多会阻碍血液的运行,当膝关节受到外伤时,血液也处于高凝状态,气血运行严重受阻,即中医所说的"不通则痛"。同时当人体年龄增大,肝脾肾功能不足,膝关节的营养供给不足,也会导致膝关节疼痛和活动不灵活,即中医所说的"不荣则痛"。

因此,根据中医辨证论治的理论对患者的体质进行判断,进而制定合理的食疗方案,将有助于人体膝关节的保养、治疗和康复。

1. 风寒湿痹型

膝关节肿胀、疼痛反复缠绵、肢体畏寒,关节活动不利,酸重沉着,犹如重物压着一般,刮风下雨、寒湿天气可加重,俗称"老寒腿"。舌质淡苔白,脉紧而弦。

在日常饮食中可用粉葛、防风煮粥,偶可食用当归生姜羊肉汤、牛膝独活猪骨汤等,需多食用温性的、营养丰富的食物,而上述温性食物需趁热食用,禁忌生冷食物。

2. 气滞血瘀型

膝骨关节炎疼痛较为严重,犹如针刺,按之加重,痛处不移,活动或者劳累后更为严重;关节僵硬,屈伸困难;面色晦暗或黧黑,舌紫暗或有瘀斑,脉细涩或沉涩,或结代。

在日常饮食方面可使用一些活血化瘀的中药材煲汤,如田七瘦肉汤、丹参炖瘦肉,可用红花泡茶喝;可常吃黑木耳、金针菜、薏苡仁或多食蔬菜(莲藕、芥菜、丝瓜等），不仅可以消瘀血，也可健脾胃、通二便。在此期间禁忌食牛羊肉汤、排骨汤及生冷、肥腻之品。

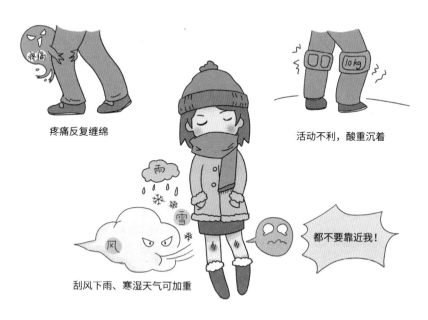

▲ 风寒湿痹型

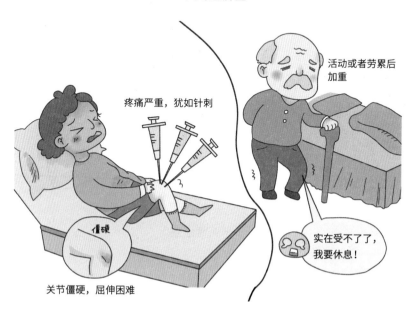

▲ 气滞血瘀型

3. 肝肾亏虚型

患者除了膝骨关节炎疼痛、活动不利之外，还常伴见腰部酸胀感、头晕、耳鸣、夜尿增多等症状。舌质淡、苔白、脉弦细。

饮食方面可用枸杞、杜仲、牛膝、熟地煲汤或党参炖鸡；对于面色苍白、伴有贫血的气血虚衰者可加入当归、黄芪，可达到调补气血的功效。也可常用怀山药、栗子煲粥或者煲汤，补益肝肾的同时调养脾胃，促进营养的吸收。并且要禁忌肥腻、生冷食品。对患病日久、正气亏虚者补益肝肾，为机体恢复、壮骨强筋打下基础，可促进创伤的愈合以及缩短疗程。

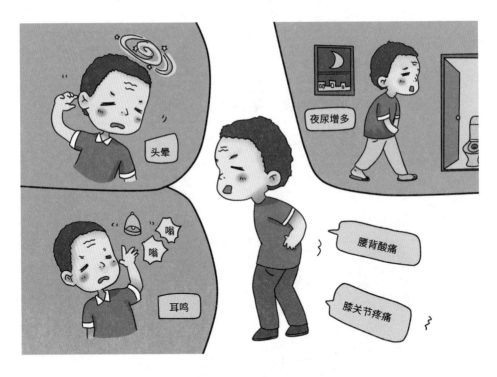

▲ 肝肾亏虚型

4. 湿热蕴结型

膝骨关节炎症状并见膝部灼痛，遇热痛增，遇冷则舒，关节肿胀，口干口苦，小便黄赤（每次的尿量少）。舌红，苔黄腻，脉滑数。

　　饮食方面尽可能采用清热利湿的食物，如冬瓜、丝瓜等。金银绿豆汤：清热祛湿，解毒。薏米粥：健脾补气，和中益肾，除热解毒，利水湿。红绿双豆藕：清热解毒，利湿止渴。禁忌进食油炸和辛辣的食物。

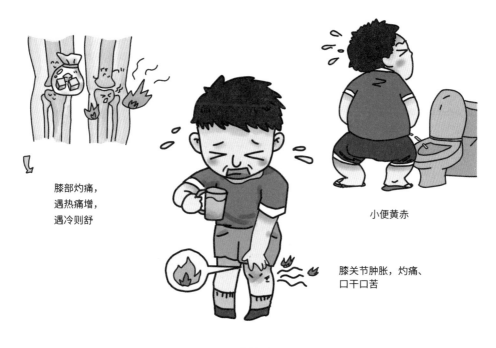

膝部灼痛，
遇热痛增，
遇冷则舒

小便黄赤

膝关节肿胀，灼痛、
口干口苦

▲ 湿热蕴结型

5.痰瘀互结型

　　膝骨关节炎症状并见膝部僵硬变形，屈伸受限，痛有定处，昼轻夜重，形体肥胖，口干而漱水不欲咽，舌质紫暗，苔白腻或黄腻，脉细涩或细滑。

　　饮食上宜进食一些清淡、易消化的食物。可食花生、白萝卜、罗汉果、豆浆。莲子丝瓜排骨汤具有清热化痰、通经活络的功效。禁忌进食油腻的食物。

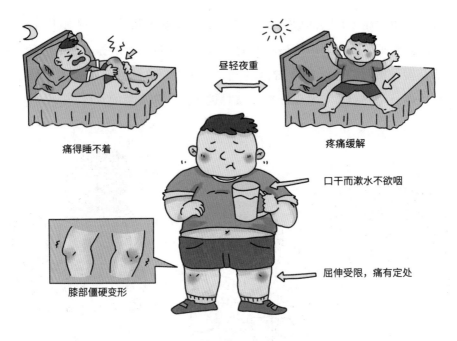

痛得睡不着　　　　　昼轻夜重　　　　疼痛缓解

口干而漱水不欲咽

膝部僵硬变形

屈伸受限，痛有定处

▲ 痰瘀互结型

五、退化的膝关节需要合理的锻炼方式

对于膝骨关节炎患者或者老年人的膝关节运动应遵循相应的原则：免负荷、减负荷。所谓的负荷是指膝关节承受的压力，即我们在运动时尽量减少膝关节承受额外的压力，目的是让膝关节在放松的状态下进行运动，这样使膝关节周围肌肉韧带的力量增强同时避免关节软骨的磨损，可达到趋利避害的目的。

国际指南主张膝骨关节炎患者进行关节活动训练、肌力训练和有氧运动。适宜的运动疗法不仅可降低患者关节的疼痛和僵硬度，还可增加肢体的柔韧性、肌肉的力量、机体的有氧能力和耐力，同时还可以控制体重、改善健康状态。

关节运动可以维持或尽快恢复关节正常的活动范围，促进血液循环，消除慢性炎症，以缓解临床症状。患者根据病情可采取主动运动或被动运动

（由他人帮助活动关节方式），运动过程中必须根据疼痛感觉控制力度，避免产生新的损伤。

锻炼方法：首先选择散步、骑车、游泳等不负重或负重较轻的运动，避免爬楼梯、登山，以及长时间跑、跳、蹲、跪等较为剧烈、会增加关节磨损和负荷的运动。在运动强度和运动时间方面，应该循序渐进、量力而行、因人而异。

"坚信身体的感觉"，身体一旦出现不舒服，就应该立即停下来休息，不要坚持。

1. 床上锻炼

（1）屈伸练习：在床上进行膝关节屈伸运动。平躺，双腿放松伸直，脚跟沿着床，一直往臀部的方向靠，将膝关节屈曲到最大限度，维持10～30秒（或以自身的承受范围为度），然后将膝关节伸直后继续用力伸直，维持10～30秒，左右脚交替做，双脚完成一次为一个循环，每组做5个循环，每做完一组休息2～3分钟，每次做5组。每天分别于早上、下午和晚上各做一次。

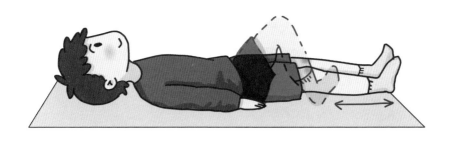

▲ 屈伸练习

（2）抬脚练习：在床上进行抬脚运动。首先平躺，双腿放松伸直，单腿伸直抬起30°，维持10～30秒后放下休息1～2分钟，同一腿继续抬起，此时膝关节屈曲成90°（大腿与床面垂直，小腿与床面平行），维持10～30秒后放下休息1～2分钟。左右脚交替做，双脚完成一次为一个循环，每组做 5 个循环，每做完一组休息 2～3 分钟，每次做 5 组。每天做 3 次。

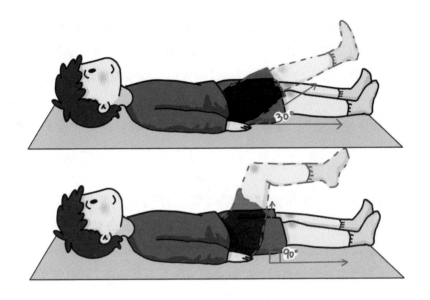

▲ 抬脚练习

（3）空中踩单车训练：人平躺在床上，双脚做踩自行车的动作，3～5
分钟，休息 2～3 分钟，每次重复 4～5 组，每天练习 3～4 次。

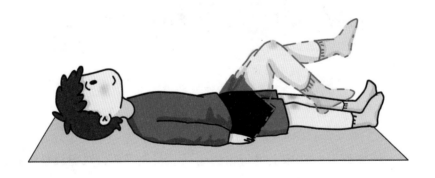

▲ 空中踩单车训练

（4）踝泵运动：即踝关节的屈伸活动和旋转运动。首先脚尖用力向前伸，伸到最大限度时维持 10～30 秒，然后，脚尖向头部方位勾，在最大的限度位置维持 10～30 秒，之后踝关节做顺时针旋转运动 3 次，逆时针运动 3 次，一只脚完成后，换另一只脚做，双脚完成后为一个循环，每组做 5 个循环，每做完一组休息 2～3 分钟，每次做 5 组。每天做 3 次。

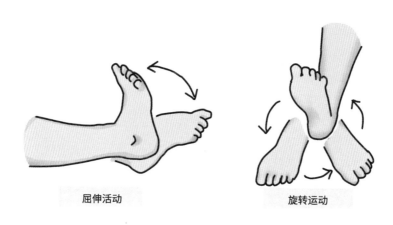

屈伸活动　　　　　　旋转运动

▲ 踝泵运动

2.椅子上锻炼

抬脚训练：坐在椅子上，将双脚平放在地上，然后逐渐将左（或右）膝伸直，并保持直腿姿势 5～10 秒，再慢慢放下。双腿交替进行，重复练习 10～20 次为一组。连续练习 4～5 组。这样每天练习 3～5 回。

3.墙边锻炼

（1）"金鸡独立"训练：双手微张开，一脚抬起，单腿站立，站

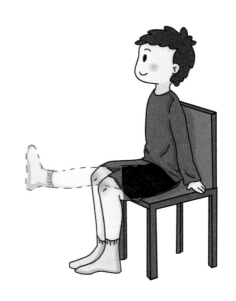

▲ 抬脚训练

立腿绷直，维持 10～30 秒，换另一腿站立 10～30 秒，双腿交替进行，重复练习 10～20 次为一组。连续练习 10 组。每天练习 3～5 回。在墙旁练习，手随时可扶墙，防止跌倒。

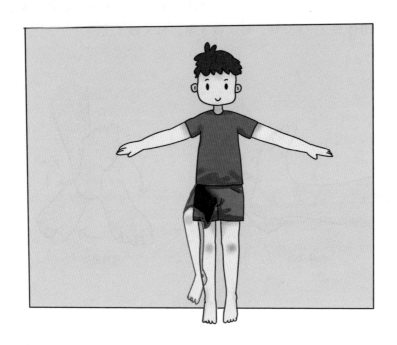

▲ "金鸡独立"训练

（2）静蹲靠墙训练：双脚与肩同宽，双脚位置在身体前方，整个躯干紧贴墙壁，膝盖弯曲，缓慢下蹲至大腿与地面平行，保持住，脚尖不要超过膝盖，小腿与地面保持垂直，每次 30 秒～2 分钟，休息 1～2 分钟，重复4～5 组，每天练习 2～3 回。

（3）踢腿训练：一手扶墙，防止跌倒。一脚做小腿踢起动作 10 次，然后换另一脚踢起 10 次，完成 5 个循环为一组，每做完一组休息 2～3 分钟，每次做 5 组。每天练习 3～5 回。

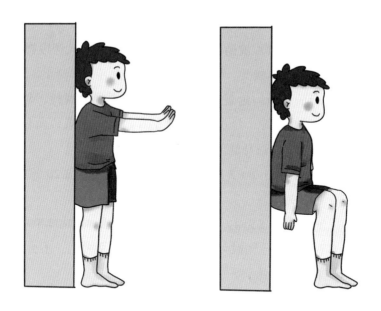

▲ 静蹲靠墙训练

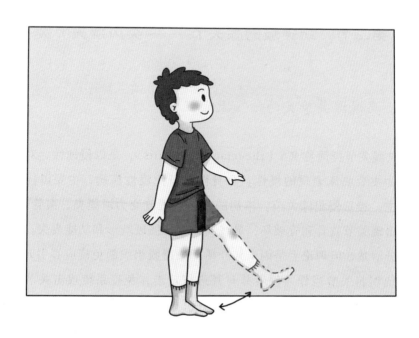

▲ 踢腿训练

4. 户外有氧运动

户外有氧运动能促进局部血液循环，增强细胞活力和加速代谢废物的排出，简便易行，容易为广大患者所接受。常用的训练方法包括步行、骑车、游泳等。

（1）步行：步行的快慢、远近、时间点的长短要量力而行，年老者以散步为主，每次15～30分钟，每次2000步左右；身体健康，而且膝关节保养良好者，可日行万步以强身健体，但不主张走得太多。

（2）骑车：每日可进行2～3次的骑自行车运动，每次20～30分钟，根据自身情况避免过度劳累。

（3）游泳：以不过度劳累为主，每周可游泳4～5次，每次0.5～1小时，根据自身状况可尽量多游泳，同时可增强肺活量，提高免疫力。不会游泳者，也可练习水中行走和下蹲训练。

（4）中医特色的运动：太极拳、八段锦、五禽戏、易筋经等。此类运动需跟有经验的人学习，并在教练或医师的指导下进行。

第二节　纺锤般的膝关节 —— 类风湿关节炎

一、类风湿关节炎的临床表现及诊断标准

类风湿关节炎简称 RA（rheumatoid arthritis），是以侵蚀性、对称性多关节炎为主要临床表现的慢性、全身性自身免疫性疾病，主要以侵袭四肢关节为主，经常侵犯膝关节。本病的基本病理改变为滑膜炎、血管翳形成，并逐渐出现关节软骨和骨破坏，最终导致关节僵硬畸形和功能丧失。其病因尚不十分清楚，但理论上是因未知介质刺激滑膜组织的免疫应答引起，使得免疫系统误将关节当作入侵者并对其进行攻击，免疫系统攻击关节周围的滑膜，使体液和免疫复合物发生反应并沉积在关节处，从而引起囊肿和疼痛。正常情况下，血液会过滤掉这些免疫复合物，但当某处关节有一种积聚物后，它们会逐渐适应并侵袭其他关节，引起局部炎症和组织损伤。遗传、

激素水平变化、病菌感染、吸烟、天气变化（关节受凉）和免疫细胞因子等都可能触发类风湿关节炎的异常免疫应答机制。

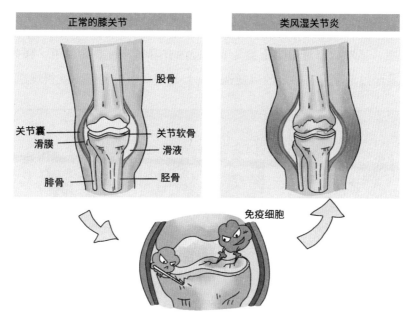

▲ 类风湿关节炎的发生机制

1. 临床表现

资料显示 80% 的类风湿关节炎患者于 35～50 岁发病，以 45 岁最为常见，女性的发病率为男性的 2～3 倍；关节的病变通常呈对称性，最常见于手、腕、膝、足和踝关节等部位。大部分起病缓慢，在出现明显关节症状前有一段疲倦无力、全身不适、低热、胃口不好等症状。受累的关节会表现为晨僵、关节痛与压痛、关节肿胀、畸形、功能障碍等症状。疾病进展过程中关节以外的部分也会出现一些症状，例如：类风湿结节、类风湿血管炎、肺部改变（间质性病变、结节样改变、Caplan 综合征、胸膜炎、肺动脉高压）、心脏受累（心包炎）、胃肠道症状（上腹不适、胃痛、恶心、纳差，甚至黑便，多与服用抗风湿药，尤其是非甾体抗炎药有关）、神经症状（神经受压如腕管综合征、脊髓受压等）、贫血、干燥综合征。

膝关节类风湿关节炎主要表现为膝关节合并手指等其他多个关节僵硬、

畸形、肿胀以及功能障碍，临床上也有以单侧膝关节发病而不合并其他关节发病的病例，需要引起注意，及时进行类风湿自身抗体检测有助于早期诊断。它发病比较隐匿，早期部分患者可出现发热、乏力、全身不适、体重下降等，检测类风湿因子阴性而类风湿自身抗体阳性，之后逐渐出现典型关节症状。早期诊断、早期治疗对于防止膝关节被侵蚀有着非常重要的作用，膝关节滑膜炎症状经过治疗后有一定的可逆性，一旦出现关节结构破坏就很难逆转。

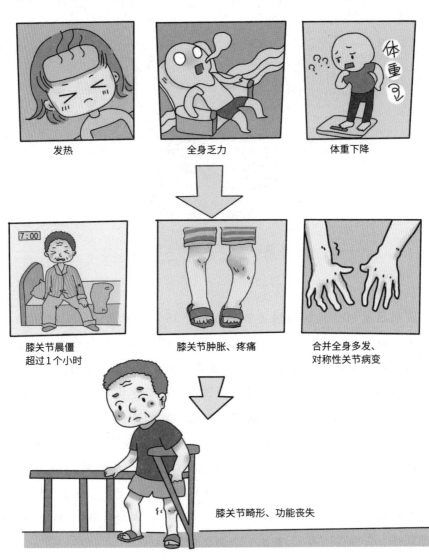

发热　　　　　全身乏力　　　　　体重下降

膝关节晨僵
超过1个小时　　　　膝关节肿胀、疼痛　　　　合并全身多发、
　　　　　　　　　　　　　　　　　　　　　对称性关节病变

膝关节畸形、功能丧失

▲ 类风湿关节炎的临床表现

2.诊断标准：

美国风湿病学会1987年修订的标准：

①关节晨僵持续至少1小时（每天），病程至少6周；

②有3个或3个以上的关节肿胀，至少6周；

③腕关节、掌指关节、近端指间关节肿胀至少6周；

④对称性关节肿胀至少6周，四肢双侧相同区域同时发生病变；

⑤在骨头凸起或者关节旁边有皮下结节；

⑥手的X线摄片有典型的类风湿性影像学改变（至少有骨质疏松和关节间隙狭窄）；

⑦类风湿因子阳性（滴度>1∶20）。

上述7项中满足4项及以上并且排除了其他关节炎即可诊为类风湿关节炎。

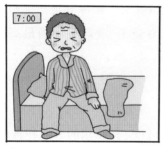

①关节晨僵持续1小时以上，超过6周

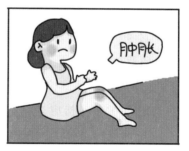

②有3个或3个以上的关节肿胀，至少6周

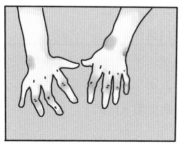

③腕关节、掌指关节、近端指间关节肿胀至少6周；④对称性关节肿胀至少6周，四肢双侧相同区域同时发生病变

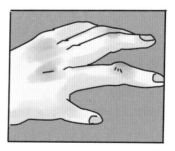

⑤在骨头凸起或者关节旁边有皮下结节

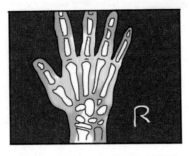

⑥手的X线摄片有典型的类风湿性影
像学改变

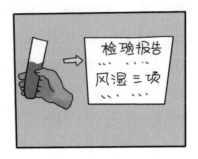

⑦类风湿因子阳性（滴度>1：20）

▲ 类风湿关节炎的诊断标准

或者可按照 2010 年 ACR/EULAR 的诊断标准：

2010 年分类标准（2010 ACR/EULAR classification criteria for RA）中"确诊 RA"的标准是：至少 1 个关节有滑膜炎，排除其他更能解释滑膜炎的疾病，且 4 项得分相加 ≥ 6 分（最高 10 分）。应取各项的最高得分计算总分。各项及其赋分如下：

● 受累关节的数量和部位

· 2～10 个大关节（指肩、肘、髋、膝、踝关节）=1 分

· 1～3 个小关节（指 MCP、PIP、第 2～5MTP、拇指指间关节和腕关节）= 2 分

· 4～10 个小关节 =3 分

· >10 个关节（含至少 1 个小关节）=5 分

● 血清学异常（RF 或抗瓜氨酸肽 / 蛋白抗体）

· 低滴度阳性（> 正常上限）=2 分

· 高滴度阳性（> 正常上限的 3 倍）=3 分

● 急性期反应物（ESR 或 CRP）> 正常上限 =1 分

● 症状持续至少 6 周 =1 分

上述标准最适合新发疾病的患者，除此以外，以下患者也可归为 RA：

● 具有 RA 的典型侵蚀性病变，且病史显示患者既往满足上述标准

●病程长，包括当下无疾病活动（治疗或不治疗）但回顾相关资料后发现，患者之前满足上述标准。

二、如何减缓膝关节的骨头被侵袭

急性期的类风湿关节炎可以使膝关节出现肿胀、晨僵等症状，影响患者的日常生活，如果得不到正规的治疗，膝关节会被逐渐破坏，并出现畸形、固定在某个体位，严重者可导致残疾，失去日常生活自理的能力，严重降低生活质量。类风湿关节炎是一种进展性疾病，而且目前尚无可以根治此病的方法，治疗的主要目的是缓解临床症状或降低疾病活跃度，控制疾病进一步恶化，降低致残率。所以要做好长期斗争的准备，并培养与类风湿关节炎"和谐共处"的心态。因此采取合理的防治类风湿关节炎的措施可以有效预防该疾病的发展和恶化，有利于延长关节寿命，提高患者生活质量。

1. 当出现关节肿胀，特别是早上起床时膝关节或者手指关节出现僵硬感、不能活动时，应及时到医院检查，做到早发现、早诊断、早治疗，及时预防该疾病的进一步发展。

2. 中医认为膝关节类风湿关节炎也属于"痹证"的一种，多由风寒湿等邪气侵犯关节引起，因此我们平时需要避免长期处于风寒、湿冷、潮湿等环境中。

四季避风寒湿邪的起居调理注意事项

春天，天气湿润，潮湿的衣物长时间接触人体会导致湿气更容易侵犯人体，而且也容易滋生细菌或者螨虫，因此，衣物洗晾后可使用干衣机或者烘干机烘干，避免穿着潮湿的衣物。如遇晴天可及时晾晒衣物被褥以杀菌。有条件的住所可以进行定时除湿。

夏天，天气炎热，而且暑多夹湿，湿热邪气都是我们需要去防备的。运动时量力而行，避免中暑，同时尽量少喝冷饮；不在汗液未干时洗冷水澡，出汗时避免电风扇或者空调直吹；衣物汗湿后及时更换，避免吹风。

秋天，天高气爽，是一年中最舒适的季节，但是此时的昼夜温差较大，容易因穿着的衣物不够而受到风邪的侵犯。早晨和夜晚的秋风已有凉意，需注意保暖。秋天也是一个丰收的季节，对于美味的食材，特别是海鲜类的食物切不可多食。

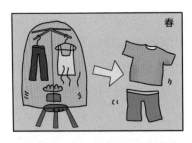
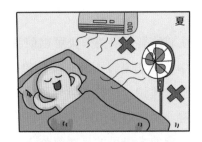
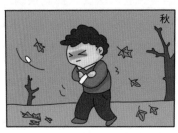
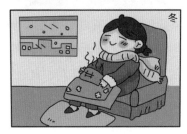

▲ 四季起居调理注意事项

冬天，是一个湿冷的季节，也是骨关节疾病患者过得最痛苦的一段时间。年老者早晚尽量不出门，中午气温较高时可外出晒太阳，可佩带护膝保护膝关节。在室内时常用暖水袋对膝关节进行保暖，也可自行用手按摩膝关节，在保暖的同时也可促进膝关节周围的血液循环；晚上可双足泡姜水或艾草水增强下肢的血液循环，有利于保护膝关节。

3.产后的女性注意不要受凉、受潮，不要因带小孩过分劳累，尽量避免疾病发作。

4.在应用保泰松、抗癫痫药、青霉胺、青霉素、利血平、普鲁卡因酰胺、苯妥英钠、肼苯哒嗪、氯丙嗪这些药物，尤其是大剂量长期使用时，应在专业的医生指导下使用，并密切注意机体各方面的变化与反应，以防发生类风湿关节炎。

5.适当功能锻炼,增强身体素质,坚持适当地锻炼,可以加速人体的血液循环,增强机体的抗病、抗寒能力。

6.防止患上感染性或传染性疾病,患者在患了扁桃体炎、咽喉炎、鼻窦炎等感染性疾病之后,免疫系统紊乱容易被激发,类风湿关节炎患者的免疫系统被激发后会同时攻击关节的骨质和软骨,加速疾病的恶化。

7.舒畅情志,避免精神刺激。人的精神状态与类风湿关节炎的发生、发展有密切的关系,尤其处于更年期的女性是类风湿关节炎的高发人群,更需注意情绪的调摄,避免因精神刺激而诱发或加重本病,可适当参加社交或者集体活动,多与人交流,保持心情舒畅。

8.改变饮食结构,合理营养搭配。保证每天吃一些富含维生素的食物。必要的营养物质是增强体质、对抗疾病的重要保障,但是在注意营养的同时,要少食过于辛辣刺激的食物。

三、合理的运动模式,还你一个灵活的膝关节

类风湿关节炎的运动疗法是运用运动或体育锻炼治疗疾病的一种自我疗法。运动锻炼的目的是保持或改善病变关节的功能和运动范围,防止肌肉萎缩,使患者精神振奋,体力增强,唤起与疾病斗争的信心。

1.急性期:以患肢关节肿胀为主,还伴有发红发热的症状时,应以休息为主,病变关节尽量不做屈伸等活动,以保护及固定急性炎症组织,等关节温度和肤色逐渐恢复后,关节可轻微运动,以促进关节周围的血液循环,有利于肿胀消退。

2.亚急性期:发病的关节以胀痛为主,此时仍需适当休息,但要配合少量的主动运动训练,主要进行不负重的关节活动。如手抓空气,轻微的无实体敲鼓活动,髋、膝、踝关节的屈伸活动。

3.慢性期:增强关节活动度与加强肌力训练同时进行,尽可能增加关节活动范围和肌肉、耐力及身体协调平衡能力。

在训练之前先进行热疗(石蜡浴、漩涡浴及热透法),使关节等软组织松弛,增加患部的血液供应。运动锻炼之后指导患者局部按摩,按摩可促

进血液循环，利于关节功能的恢复，并能缓解肌肉挛缩和关节僵硬、畸形。

自我按摩：按照中医"以痛为腧"理论，对膝关节周围穴位（如血海、膝眼、足三里、委中、犊鼻、阴陵泉、阳陵泉等）进行按揉，每个穴位点揉1分钟，以局部有酸胀感为佳。以疏通下肢经络、促进膝部血液循环、改善局部营养、恢复关节的灵活性。

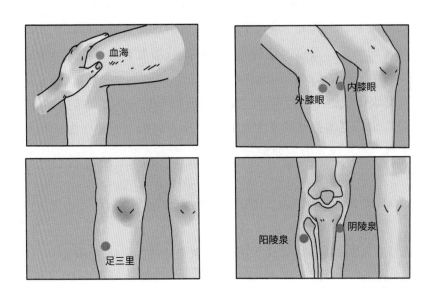

▲ 以上穴位可进行适当的自我按摩

膝和踝关节的相关训练参考本书第二章第一节。不同的膝关节类风湿关节炎患者的关节病变严重程度不一，因此训练需要量力而行 ——"应该坚信身体的感觉"，以不影响全身症状的改善为标准，以自身关节的活动范围进行循序渐进的锻炼，并且要有持之以恒的决心。

四、类风湿关节炎的饮食调理

类风湿关节炎是一种消耗性疾病，需要补充足够的蛋白质、糖、维生素；但是避免食用肥甘厚腻食物，以易消化、清淡食物为宜；应用非激素类抗炎药或肾上腺皮质激素，如伴有高血压或水肿症状时，需要适当控制水分和盐摄入；长期服用肾上腺皮质激素，应多食一些补钾和钙丰富的食物，如牛奶、蛋类、豆制品、水果、蔬菜等；文献研究表明多吃鱼有助于预防类风湿关节炎，因为鱼中含有一种叫"Omega-3"的多元不饱和脂肪酸，这种物质可以显著降低类风湿关节炎的发病风险。

此外，膝关节类风湿关节炎在中医中属于"痹证"范畴，中医学认为类风湿关节炎和骨性关节炎均属于痹证，因此在体质方面基本相同。根据中医辨证论治理论对患者体质进行辨识进而对饮食进行调整，更有利于膝关节类风湿关节炎的治疗和康复。具体的证型及相关饮食调理可参考第二章第一节。

五、类风湿关节炎的药物治疗

RA 一经确诊后，应立刻治疗以保证治疗效果及预后。在早期，RA 的治疗以药物治疗为主，按照药物作用，分为五大类，即非甾体抗炎药（NSAIDs）、改变病情抗风湿药（DMARDs）、糖皮质激素（glucocorticoid，GC）、植物药和生物制剂等。

1. 非甾体抗炎药：具有抗炎、镇痛、消肿的作用，是改善关节炎症状的常用药，但不能改变病程和预防关节破坏，应与改变病情抗风湿药同用。使用时需注意胃肠道反应，此类药物常引起胃不适、胃痛、恶心、反酸，甚至胃溃疡、出血、穿孔等不良反应。使用选择性 COX-2 抑制剂（如昔布类），能明显减少胃肠道反应。

2. 改变病情抗风湿药：具有改善和延缓病情的作用，根据《2018 中国类风湿关节炎诊疗指南》的推荐意见，甲氨蝶呤（MTX）作为 RA 的首选药物，并将它作为联合治疗的基本用药，若 MTX 无效或不能耐受，则考虑使用其他 DMARDs，如来氟米特、柳氮磺胺吡啶、硫唑嘌呤、环磷酰胺等。值得注意的是甲氨蝶呤、来氟米特、环磷酰胺等药具有一定的致畸性，育龄期女性在备孕期、妊娠期及哺乳期时，是严禁使用的。

3. 糖皮质激素：具有强大的抗炎作用，能够迅速缓解关节肿痛症状和全身炎症，主要用于关节炎急性发作、多脏器损伤、出现并发症用其他药物不能控制者，但长期滥用激素的毒副作用及所引起的医源性疾病，甚至比 RA 本身更严重，如满月脸、向心性肥胖、高血压、糖尿病、股骨头坏死等。应当根据病情尽快递减 GC 用量至停用，并适当补充维生素 D 和钙剂。

4. 生物制剂靶向治疗：目前治疗 RA 快速发展的方法，包括 TNF-α 拮抗剂、IL-1 拮抗剂、IL-6 拮抗剂、CD20 单克隆抗体、细胞毒 T 细胞活化抗原 -4 抗体等。如最初 DMARDs 方案治疗未能达标，或存在预后不良因素时则考虑加用生物制剂，但其长期疗效、疗程、停药复发和副作用还有待进一步研究。

5. 植物药制剂：已有多种治疗 RA 的植物制剂，如雷公藤总苷、青藤碱、白芍总苷等，其中雷公藤总苷最为常用，使用时应密切关注其性腺抑制、骨髓抑制、肝损伤等副作用。

第三节　突发疼痛难忍的膝关节 —— 痛风性关节炎

典型病例

赵先生平时爱喝点小酒，喜欢吃海鲜，作为一名程序员，基本每天都坐在电脑前，运动锻炼时间也很少。公司体检时发现血尿酸高，但也没哪里不舒服，也就没有特别在意。前段时间熬夜加班，昨晚同事聚餐时喝了几杯啤酒后感到左膝关节稍微有点发热、胀痛，他没在意，继续喝酒，晚上回家他正准备睡觉，突然膝关节疼痛再一次发作，比第一次严重多了，几乎痛得睡不着觉。第二天遂到医院看病。医生检查发现，赵先生的左膝关节明显红肿，局部肤温比对侧高，判断可能是痛风性关节炎，于是建议赵先生抽个血检查一下，抽血检查提示血尿酸高达 670mmol/L。医生结合赵先生的症状和既往高尿酸血症的病史考虑他是得了痛风性关节炎，医生指出赵先生平时饮食习惯不好，长期饮酒、熬夜，并喜欢吃海鲜、豆制品、动物内脏等高嘌呤食物。嘌呤代谢产生尿酸，血液中尿酸超过正常范

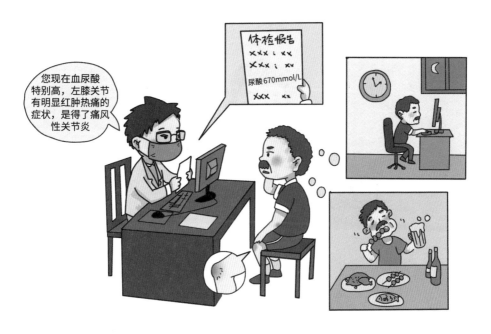

▲ 痛风急性发作

围，就会被诊断为"高尿酸血症"，赵先生说："我平时尿酸就高，也没有什么问题啊！"医生笑着解释道："高尿酸血症一旦受饮酒、暴食、过劳、精神紧张等诸多因素影响，就有可能导致急性痛风性关节炎的发作，你的膝关节突然剧烈疼痛正是由此导致的。"医生建议赵先生禁酒，避免进食高嘌呤食物如海鲜、动物内脏等，结合赵先生的舌象脉象，舌质暗红、舌苔黄腻，脉弦，为典型湿瘀内阻的表现，就开了健脾清热化瘀的中药（关黄柏10g、土茯苓40g、虎杖10g、甘草5g、射干10g、川芎15g、川木通5g、伸筋草15g、车前草15g、羌活15g、独活15g、薏苡仁25g、三七5g），配合碳酸氢钠片碱化尿液，多饮水促进尿液排出，内服依托考昔消炎止痛，外敷消肿四黄膏消肿止痛。一周后复诊，赵先生左膝关节红肿热痛感觉明显减轻，继续服用中药，加服苯溴马隆片降尿酸，两周后复诊，左膝关节已无红肿热痛，复查尿酸降至356mmol/L，病已告愈。医生嘱赵先生继续服用中药调理，每半年复查血尿酸，以便监测血尿酸的改变。注意控制饮食，适当运动控制体重。随诊4个月，膝关节红肿热痛感未再次复发。

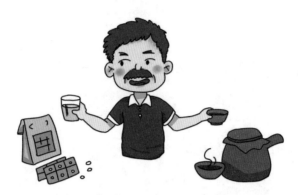

吃碳酸氢钠片、依托考昔片和中药

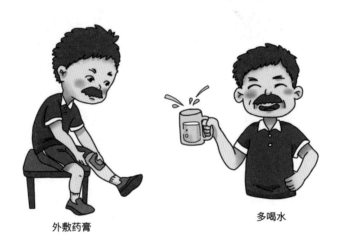

外敷药膏

多喝水

▲ 痛风的治疗

　　痛风性关节炎急性发作期不建议服用降尿酸药，以消炎和消肿止痛为主。

　　1周后，膝关节红肿热痛等炎性症状明显减轻，内服药物加用苯溴马隆降尿酸，继续服用2周。

　　2周后膝关节相关症状完全缓解，此后需继续服用降尿酸药，并定时复查血尿酸，多喝水、常运动、不喝酒、少吃高嘌呤食物，预防痛风再次发作。

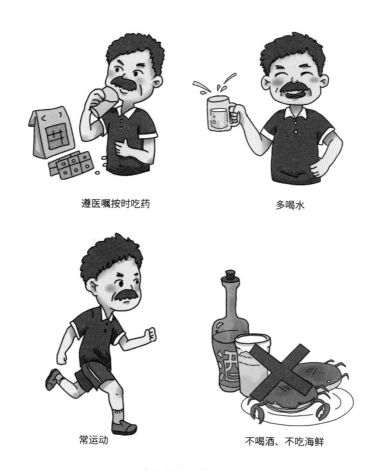

遵医嘱按时吃药　　　　　　　　多喝水

常运动　　　　　　　　不喝酒、不吃海鲜

▲ 痛风缓解期的日常调摄

一、膝关节反复肿痛，需要留意是否得了痛风

痛风是由于嘌呤代谢紊乱，尿酸产生过多或因尿酸排泄不良而导致血中尿酸升高，尿酸盐结晶沉积在关节、组织中而引起的慢性疾病，典型症状为深夜关节痛，呈撕裂样、刀割样或咬噬样，且进行性加剧，其受累关节及周围组织常表现为红、肿、热、痛和功能受限。首次发作多侵犯单关节，以第一跖趾关节为主，其次为足背、足跟、踝、膝、腕和肘等，也可同时累及多个关节，表现为多关节炎。

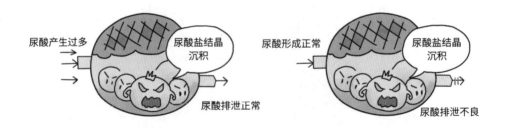

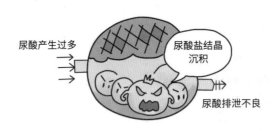

▲ 血尿酸过多导致尿酸盐结晶沉积在关节

　　痛风的发生发展过程分为急性期、间歇期、慢性期以及痛风性肾病期。急性痛风性单关节炎常是痛风急性发作的首发症状。急性痛风性关节炎是尿酸钠盐在关节及其周围组织以结晶形式沉积引起的急性炎症反应，其典型的临床表现为急性发作的剧烈的趾间关节的红、肿、热、痛，也见于踝、膝、跖趾关节。患者在无任何先兆的夜晚或凌晨因关节剧痛而惊醒，痛如刀割，在24～48小时疼痛就会达到最高峰，60%～70%的患者首发于第一跖趾关节，首次发作的关节炎多于7～10天左右就能自行缓解。两次痛风发作之间称为无症状性间歇期，其长短差异很大，从第一次发作到第二次发作一般要间隔1～2年，如不进行有效治疗和预防，间歇期就会越来越短，而发作的次数就会越来越多，甚至形成大量的"石灰石"样的痛风结节，症状越来越重，而且持续时间越来越长，最后经久不愈，进入慢性期，逐渐会影响更多的关节，甚至导致痛风性肾病。

　　痛风性关节炎的首发症状也有可能是单个膝关节的红肿热痛，膝关节属于人体大关节，当尿酸盐结晶沉积在膝关节时可促发关节腔积液增多，并伴有低热的症状。膝关节疼痛程度尚可忍耐，当休息和/或吃消炎止痛药后症状可缓解，所以多数患者没有重视这些症状，并在几年后才发现自己得了膝关节痛风性关节炎，耽误了最佳的治疗时机。

因此，如果膝关节反复发生胀痛并伴有关节外周皮肤的肤温升高，而且发病前膝关节没有外伤，也没有进行剧烈的运动，但是每次发病均有一些诱发的因素，例如近段时间经常熬夜、喝了老火汤或者吃大量海鲜、喝啤酒之后等，此时，你需要重视并去医院检查一下是否得了痛风。

现有的痛风分类标准或诊断标准很多，其中应用最广泛的是美国风湿病学会1977年制订的急性痛风性关节炎分类标准。这些分类标准以临床表现为主要依据，仅适用于痛风性关节炎急性发作期，而对于慢性期和间歇期痛风诊断效力不佳。因此，2015年美国风湿病学会和欧洲抗风湿联盟采用决策分析的方法，纳入目前最新的痛风影像学检查技术，如超声和双源CT，制定了新的痛风分类标准，如表1所示。新的分类标准从临床特点、实验室检查及影像学表现三方面进行评价，对于急性和慢性期痛风均可适用。

2015年美国和欧洲ACR/Eular推出的"8分"诊断标准

临床指标	评分
☆关节疼痛发作时累及关节/滑囊	
1. 累及第一跖趾关节	2
2. 累及踝关节以及足中关节	1
☆关节疼痛特点（符合1条各得1分，符合3条得3分）：	
1. 受累关节表面皮肤变红	1
2. 受累关节不能忍受触摸或压力	1
3. 走路或关节存在明显活动障碍	1
☆痛风发作的时间：	
1.1次典型发作	1
2. 反复发作（2次以上典型发作）	2

注：1次典型发作，指符合下面3条中2条，且与抗炎止痛治疗无关。①疼痛达峰时间<24小时；②疼痛缓解时间≤14天；③发作间期疼痛可完全缓解。

☆典型部位发现痛风石	
发现痛风石	4
未发现痛风石	0

注：典型痛风石指典型部位（耳郭，鹰嘴滑囊，指垫，肌腱）发现位于皮肤下粉笔灰样的皮下结节，覆盖有血管。

☆血清尿酸值	
1.<240μmol/L	-4
2.240～360μmol/L	2
3.360～480μmol/L	3
4.>480μmol/L	4

注：血清尿酸检测应在未服用降尿酸药物时测定，且在急性发作4周后。如果可能，应重复测定。记录最高的尿酸值进行评估。

☆有症状的关节内滑液未找到尿酸盐结晶	-2
☆影像学特点	
在曾经急性疼痛发作的关节/滑囊，超声发现双轨征或双能 CT 见到尿酸盐沉积	4
手或足 X 线发现至少一处骨侵蚀（侵蚀的定义：皮质破坏，有硬化边，外伸的边缘）	4

总分：≥8分，诊断痛风；<8分，临床进一步分析诊断。

二、痛风的治疗

痛风的治疗在慢性期和急性期各有区别。

正所谓"急则治其标，缓则治其本"，治疗急性痛风发作则主要是通过口服或肌注消炎止痛的药物来达到缓解疼痛的目的，这时是"治标"，此时血尿酸处于较高水平，患者往往会感觉发病部位疼痛难忍，此时要做到卧床休息，避免下地活动而造成患病关节承受身体的重量，抬高患病的部位。该阶段的主要治疗目的是迅速缓解症状，减少组织炎症反应。

由于痛风是长期嘌呤代谢障碍、血尿酸增高引致组织损伤的一组疾病，当急性期过后，就会进入慢性期，此时重点是"治本"，故慢性期痛风的治疗主要还是要从嘌呤代谢、血尿酸增高这两方面着手。嘌呤主要从控制饮食方面着手，患者需要做的便是了解什么食物嘌呤含量高，进而减少此类食物的摄入，同时多饮水以促进尿酸的排泄。而血尿酸过高则需要服用药物来控制血尿酸的水平。

1. 急性期的治疗

卧床休息、抬高患肢，制动避免负重，膝关节肿胀者必要时行关节穿刺抽液治疗。暂缓使用降尿酸药物，以免引起血尿酸波动，延长发作时间或引起转移性痛风。可使用秋水仙碱或者一些非甾体抗炎药进行消炎止痛，但要注意这类药物对于胃肠道的刺激和肝肾功能的影响。对于秋水仙碱和非甾体抗炎药无效或不能耐受的患者，可短疗程使用糖皮质激素进行快速的消炎止痛，内服清热解毒化湿中药，如四妙散等，配合冷敷，外敷四黄水蜜或其他清热解毒药物，运用刺络拔罐法、针刺放血治疗，缓解痛风性关节炎急性期症状。

2. 间歇期和慢性期的治疗

主要目的是控制血尿酸在正常水平，预防痛风发作，减少痛风石的形成。

降尿酸药物分为两类：促尿酸排泄药和抑制尿酸生成药。为防止用药后血尿酸迅速降低诱发急性关节炎，同时观察患者对药物的耐受程度和是否有不良反应，用药应从小剂量开始，逐渐加至治疗量，生效后改为维持量，长期服用，使血尿酸维持在 327μmol/L 以下。此外为防止急性发作，也可在开始使用降尿酸药物的同时，预防性服用秋水仙碱或使用非甾体抗炎药。

需要特别注意的是，由于降尿酸期间血尿酸水平的改变可导致组织沉淀的尿酸盐被动释放出来，由于滑液酸度增加，刺激滑膜，故有时可引起关节疼痛肿胀，此时不用惊慌，继续按时吃药，必要时咨询医生。

（1）促尿酸排泄药

促尿酸排泄药的原理是抑制近端肾小管对尿酸的重吸收，以利尿酸排泄。由于大多数痛风患者属于尿酸排泄减少型，因此，肾功能正常或轻度异常、无尿路结石及尿酸盐肾病的患者可选用下列排尿酸药，但用药期间应服用碱性药物，如碳酸氢钠或碱性合剂，同时大量饮水，增加尿量。促尿酸排泄药主要有：①苯溴马隆；②丙磺舒；③苯磺唑酮。

（2）抑制尿酸生成药

抑制尿酸生成的药物原理是抑制嘌呤氧化酶，阻断嘌呤转化为尿酸，减少尿酸生成。用于尿酸产生过多型的高尿酸血症或不宜使用促尿酸排泄药的患者，也可用于继发性痛风者。主要的药物有别嘌呤醇和非布司他。

别嘌呤醇的副作用较大，主要有胃肠道反应、皮疹、剥脱性皮炎、药物热、骨髓抑制、肝肾功能损害等，偶有严重的毒性反应。对于肝、肾功能不全者，应减量使用。因此服用此药者需定期检查肝肾功能和血、尿常规等。

3. 中药治疗

中医认为痛风也属"痹证"的一种。在治疗上可依据病人的体质状况、病症的分型给出更适合个人的个体化处方方药，从而达到治疗疾病的目的。而且部分中药可作为食物或者汤药材在日常饮食中食用，如茯苓、土茯苓、薏苡仁、泽泻、赤芍、白术、苍术、车前草等，具有一定的消肿止痛、降尿酸的作用。

4. 中西医结合治疗

中西医结合治疗痛风性关节炎非常值得推荐，中医、西医在治疗本病方面各有所长，也各有所短。如能扬长避短，集两者之长制定合理的治疗方案是个良好的选择。中医在急性期通过针刺、刺络放血可以起到立竿见影的效果，但不够持久，此时，可联合西药服用，非甾体抗炎药消炎镇痛效果较好。其间歇期和慢性期采用促尿酸排泄药物或抑制尿酸生成药，可较快地将尿酸降下来，但由于西药具有一定的副作用，不宜长期服用，所以在尿酸降到正常范围后，即可用中药辨证论治，以巩固疗效，使长期应用西药的患者有一个服药间歇期，从而尽量避免因长期使用西药产生副作用和耐药性。中医通过体质治疗，即可获得持久的疗效，另外，在急性期，也可使用四黄水蜜外敷或冰袋冷敷关节（每次 15 分钟，2～3 小时 1 次），即可较为快速地消除红肿热痛，效果确切。

三、合理的生活方式是"赶走"痛风的关键

1. 禁酒

酒精摄入量与痛风发病风险呈剂量效应关系，任何类型的酒精（包括红酒）均与痛风急性发作风险增高相关，所以应尽量少饮酒，酒精会促进嘌呤分解为尿酸，抑制尿酸排泄，痛风急性发作期、药物控制不佳或慢性痛风性关节炎的患者应禁酒。

2. 减少高嘌呤食物的摄入

减少海鲜、动物内脏、老火汤、富含果糖饮料的摄入。

3. 防止剧烈运动或突然受凉

运动量太大，会加重关节负担，减少尿酸排泄，减少肾血流量，从而使得痛风关节炎发作，越运动越严重。出汗越多，如喝水不够，则尿量越少，血尿酸水平越高；过量运动后体内乳酸产生增加，乳酸抑制肾脏尿酸排泄，导致血尿酸水平升高。运动受伤受凉时有发生，这也是痛风发作的常见诱因。

4. 大量饮水（每日 2000mL 以上）

饮水量需要根据体重、年龄、季节而变化，随时随地小口喝，特别是运动期、睡前、晨起、洗澡后更要喝。多喝水，产生足够的尿液，肾脏可以通过尿液排出体内的尿酸。过去认为，茶叶中含有茶碱，经代谢后产生"甲基尿酸盐"可引起痛风，近年来大量研究表明，甲基尿酸盐与尿酸盐是两种物质，不会在关节、肾脏等部位沉积，也不会引起痛风石，所以饮茶与痛风的发病无关，但有些"茶"饮料比如冰红茶、绿茶是不能喝的，它们其实是带有"茶"味的果糖类饮料；此外柠檬是一种碱性、低嘌呤食物，富含维生素，痛风患者饮用柠檬水有利于病情恢复。

5. 控制体重

研究显示，更高的 BMI 可增加痛风风险。与 BMI 为 $20kg/m^2$ 者比，BMI 为 $25kg/m^2$、$30kg/m^2$、$35kg/m^2$、$40kg/m^2$ 者患痛风的相对风险度为 1.78、2.67、3.62 和 4.64。

6. 增加新鲜蔬菜的摄入

经常性食用新鲜蔬菜是痛风发病的保护因素。

7. 规律饮食和作息、规律运动

饮食不规律的人比饮食规律的人发生痛风和（或）高尿酸血症的风险高 1.6 倍，作息不规律的人比作息规律的人发生痛风或者高尿酸血症的风险高 1.6 倍。

痛风发作急性期不宜运动。慢性期痛风患者的运动项目也要有所选择。运动过程中要遵守因人而异、因时而异、循序渐进的运动原则，先从轻活动量开始，逐渐增加活动量，切不可一开始运动就太大运动量。要在一种适度、平稳的速度下进行锻炼。运动量一般控制在中等量。可以出汗判断，轻微出汗为宜，不可大汗淋漓。或者再简单判断，运动时能够不太费劲地与人说话，如果感到费力就表示运动量过大了，应该及时减慢一点。或者运动后不感到倦怠，而又微微出汗，感到舒服。

部分运动不适合痛风患者，特别是竞技性强、剧烈、消耗体力过多的项目，如快跑、溜冰、滑雪、踢足球、打篮球等剧烈运动，同时，大量消耗体力的项目如登山、长跑、长距离游泳等也不可取。可以选择健走、游泳等较柔和的运动。

（1）健走：由于其简单、方便、经济、有效，而被广泛推崇。健走不同于普通的散步，其要求是"抬头挺胸、甩开手、迈大步"，可根据自己的身体条件而选择行走的速度，一般以连续行走 30~40 分钟不觉得明显疲倦为度。健走不仅可适度锻炼心肺功能、促进内脏气血循环和胃肠蠕动，还可以调节内分泌功能，促进尿酸排泄和减少尿酸生成，促进血脂分解，对于高血压患者控制血压也很有帮助，所以被人称为"运动之王"。

（2）游泳：对腰腿部，特别是膝关节等部位的负担少，甚少造成关节损伤，不会游泳的人，可学会游泳，确实不会者，在水中走路也是一种非常好的运动。不过，竞赛游泳和潜水则不太适合痛风患者。

（3）球类：乒乓球、网球、高尔夫球等运动相对比较柔和，运动者如能够根据自己的节奏来进行，一般没有问题，但激烈的竞赛就不适宜痛风患者了。

（4）传统运动：如八段锦、五禽戏、太极拳。

8. 禁烟

周围人经常吸烟者比周围人偶尔吸烟者发生痛风 / 高尿酸血症的风险高 35%；周围人偶尔吸烟者比周围人几乎不吸烟者发生痛风和（或）高尿酸血症的风险高 35%。

四、错误的用药会使病情适得其反

用药误区一：仅在急性发作期治疗

在急性发作期，患者由于出现了难以忍受的关节疼痛，往往会去医院就诊，而一旦关节疼痛好转之后，患者就自认为病已经"好"了，不需要再看医生，也不需要再治疗。事实上，痛风治疗分为急性发作期治疗和慢性期治疗，其防治关键在于慢性期治疗，包括合理饮食、适当运动、关节保护，以及必要时使用降尿酸药物，以使血尿酸控制在一定水平，避免痛风性关节炎再次发作。因此，即使关节疼痛好转，痛风患者仍需要定期到医院就诊随访。

用药误区二：擅自加大药物剂量

血尿酸升高是痛风发作的关键因素，这使许多患者误认为迅速将血尿酸水平降低就可避免痛风发作。为此，一些患者擅自将药物剂量加大，期望血尿酸可以在短期内降至较低水平。这样做往往会适得其反。因为当较高水平的血尿酸快速降低时，一方面可以使已经沉积在关节及其周围组织的尿酸盐结晶脱落，另一方面可以使血尿酸在关节腔内沉积，从而导致急性痛风性关节炎发作。为此，我们建议患者缓慢降低血尿酸水平。必要时，患者可在医生指导下，联合使用降尿酸药物和秋水仙碱或非甾体抗炎药，以防引发急性痛风性关节炎。

用药误区三：不懂非药物治疗的重要性

许多痛风患者认为，自己一直在使用降尿酸药，血尿酸控制得还可以，因此在服用药物期间，他们既不控制饮食，也不运动。很多患者不知道，在痛风治疗中，非药物治疗是至关重要的。适当的饮食控制非常重要，患者应避免短期内大量进食高嘌呤食物，以防止血尿酸水平急剧增高，引起痛风急性发作。而适当的运动能促进关节局部血液循环，避免关节局部血尿酸溶解饱和度降低，在一定程度上可以避免痛风再次发作。在临床上，经常可以看到许多患者血尿酸水平并不是很高，但是由于平时缺乏运动，一旦关节部位受凉或受伤了，就可诱发痛风。因此，在药物治疗的同时，痛风患者还要重视饮食、运动以及生活习惯的改变。

用药误区四：害怕药物不良反应，拒绝用药

在临床上，许多患者认为药物副作用大，因此不愿长期接受药物治疗。一些患者则采取所谓的"饮食控制"疗法，企图通过单纯的饮食控制，达

到降低血尿酸水平的目的。其实，控制血尿酸水平是防止痛风的关键因素。人体内 70%～80% 的尿酸是自体产生，只有 20%～30% 来源于饮食等外来因素。对于血尿酸水平较高的患者，单纯通过饮食调整等其他非药物治疗措施，往往难以使血尿酸降低到理想水平，大都需要应用药物进行治疗。固然，任何一种药物都有副作用，但是对于降尿酸药物来讲，只要应用适当，不良反应还是很小的，患者不必过分紧张。

第四节　臃肿的膝关节 —— 膝关节滑膜炎

典型病例

　　30 岁的张女士最近在朋友的推荐下迷上了朋友圈晒步数，为了霸占微信运动的榜首，她每天早上 6 点就到公园跑步、爬山，晚上则约上几个同事在公园里跳舞，不管每天多累，她都坚持运动两万步，虽然朋友圈的名次保住了，身材也变好了一些，可张女士发现自己的膝盖出现了肿胀、酸痛感，刚开始休息后可缓解，可后来膝关节肿胀越来越严重，上厕所下蹲都很困难，于是张女士来到医院就诊。医生建议张女士完善血尿酸和膝关节 X 线片等检查，发现血尿酸正常，X 线表现基本正常，膝关节间隙正常，软骨厚度无明显改变。医生看着 X 线片，结合张女士的症状，初步诊断为膝关节滑膜炎，遂耐心解释道："每个人体质不同，对于平时缺乏运动的人，突然间开始大量运动，比如一天内走上两万步，会造成膝关节软骨过度摩擦，滑膜被磨损的软骨刺激，从而诱发了滑膜炎。滑膜充血、肿胀，渗液，导致关节充血肿胀，疼痛，活动下蹲困难，功能受限。"张女士听完一脸发愁地说："那可怎么办，这以后不能运动该怎么办？"医生根据张女士的病情制定了相应的治疗方案，解除了张女士的困惑："您现在膝关节肿胀得很厉害，这是因为里面关节积液过多，我帮您抽出来后肿胀会消退，就没那么痛了；结合您的舌象脉象，舌质暗红、舌苔薄白、脉弦细，中医考虑为气滞血瘀证，给您开点中药水煎内服（桃仁 10g，红花 5g，当归 5g，生地黄 15g，熟地黄 15g，赤芍 15g，酒大黄 5g，川芎 5g，苏木 10g，牛膝 15g，甘草 5g，独活 10g，防己 15g），同时可使用四子散热敷膝关节，有利于消肿，再给您开两瓶酸痛油，热敷的时候擦在膝关节周围，效果更好；这两个星期以休息为主，日常生活中也要避免爬山、爬楼、负重等。"两周之后，张女士的关节肿胀已明显消退，疼痛症状也基本缓解，膝关节的屈伸活动也恢复了原来的灵活性。医生建议张女士以后运动要量力而行，循序渐进，少做造成膝关节磨损的动作，如爬山、上下楼等。可做散步运动，时间不要太长，宜 15～20 分钟，一天两三次；也可以做骑车、游泳等运动。

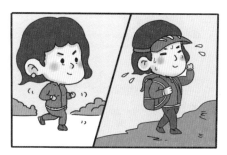
白天跑步爬山

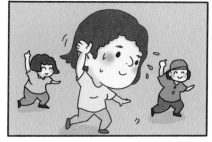
晚上跳广场舞

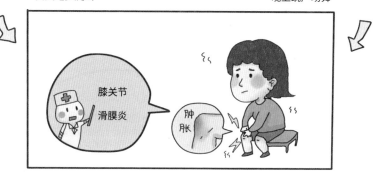

▲ 运动过量致关节肿

张女士感叹，幸好听了医生的话才"保住"了自己的膝关节，终于又可以和朋友一起锻炼身体了。医生说：运动过量，易患膝关节滑膜炎，所以运动要劳逸结合，讲究正确的方法，才能有效避免膝关节损伤。

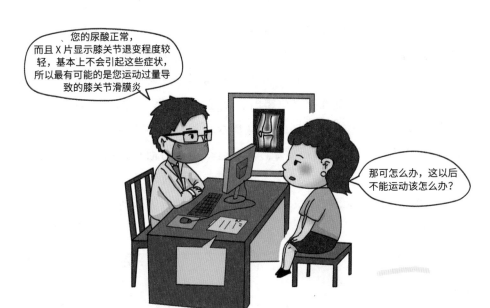

▲ 求医得知患有膝关节滑膜炎

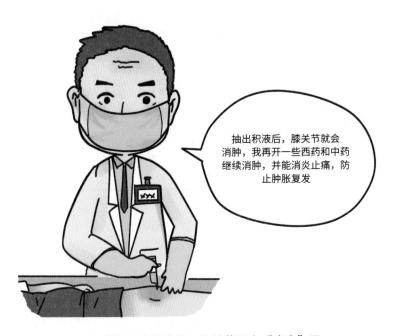

▲ 抽出膝关节积液后，膝关节马上"瘦身"了

一、膝关节滑膜炎 ——渗水的"帐篷"

膝关节滑膜炎是临床常见的骨科疾病，是指膝关节滑膜受到急性创伤或慢性劳损等刺激时，引起滑膜损伤、破裂，产生膝关节腔内积血或积液的一种非感染性炎症反应。由于膝关节是全身最大的滑膜关节，双膝滑膜面积约占全身关节滑膜面积的一半左右，故出现膝关节滑膜炎时，轻症可见膝关节肿痛、伸屈困难、膝关节活动不利，严重时会造成患者暂时或长期部分丧失劳动力，最终可导致膝关节畸形及功能丧失。

膝关节滑膜炎一般分为创伤性、骨性关节炎和感染性滑膜炎三种：老年人多继发于膝关节骨性关节炎，主要是因软骨退变与骨质增生产生的机械性生物化学性刺激，继发膝关节滑膜水肿、渗出和积液等，有时着凉或活动过多也会造成滑膜炎。在青壮年人群中，多因急性创伤和慢性损伤所致。急性外伤包括：膝关节扭伤、半月板损伤、侧副韧带或交叉韧带损伤，关节内积液或有时积血，表现为急性膝关节外伤性滑膜炎，严重者关节积液呈血性。有时也可因单纯膝关节滑膜损伤所致，如外伤较轻，或长期慢性膝关节劳损。感染性滑膜炎现在比较少见，一般多出现在医疗条件比较差的地区。

因此，膝关节滑膜炎发生后，滑液渗出增多，导致膝关节的积液增多，出现明显的肿胀，但是需要排除是否为单纯的滑膜炎，还是由其他疾病导致滑液增多，如发现原发病因，需积极治疗原发疾病。

二、膝关节的滑膜渗出液为什么会增多

膝关节滑液为淡黄色稍黏稠液体，在正常的膝关节中，会有少量的关节积液（润滑液）产生，大约为 $2\sim5mL$。这些润滑液对关节的正常维护有很重要的作用，相当于轴承上的黄油一样，有很强的润滑作用。当关节内的滑膜组织受到损伤或刺激，滑膜表面正常的吸收和分泌功能受损，导致积液产生而无法及时吸收，从而形成关节积液。在膝关节急性扭伤时，很容易伤及血循环非常丰富而且又脆弱的关节囊滑膜层，造成滑膜损伤。伤后滑膜水肿、出血和关节滑液渗出过多、吸收减少而致关节积液，形成并加重创伤性炎症反应。

三、膝关节滑膜炎的治疗

1. 西医治疗

（1）药物治疗：目前治疗药物以非甾体抗炎镇痛药为主，主要分为口服与外用两大类。外用药物均为抗炎镇痛药，对滑膜的慢性炎症或较重的创伤急性期的治疗作用有限。口服药与外用药作用机理相近，可以减轻疼痛等不适症状。

（2）抽取关节腔积液：主要目的是为了减轻关节腔内的压力，改善患者关节胀痛和屈伸活动受限等症状，适用于关节腔积液量较大的患者。

（3）关节腔注射疗法：包括封闭针、玻璃酸钠注射液等，往往与关节腔积液抽吸治疗配合进行，先将关节腔积液尽可能抽吸干净，然后将封闭针或者玻璃酸钠注射液直接注射进关节腔内，再用弹力绷带适当加压包扎。

（4）手术治疗：对于因类风湿关节炎、强直性脊柱炎等引起的滑膜炎年轻患者，以及绒毛结节状滑膜炎等，必要时可以考虑关节镜下行滑膜切除术，彻底切除病变的滑膜组织，从而达到治疗目的。对于年长者、骨质增生及严重骨性关节炎继发的或者由于其他内科疾病（最常见的是类风湿关节炎）治疗不当而导致的重度滑膜炎患者，优先考虑做全膝关节表面置换手术。

2. 中医治疗

（1）中药贴敷治疗：通过中药膏剂贴敷患处，同时配合红外线照射达到消肿、舒筋、活血、促进微循环的目的。

（2）针刺治疗：选择悬钟、阳陵泉、血海、阴陵泉、足三里、三阴交等穴位进行针灸治疗，急性期也行冰敷治疗，同时配合中药贴敷。

（3）按摩治疗：通过捶、擂、拍和刮筋、分筋法，推、揉、点、按等手法交替进行，但对于急性期损伤患者不宜进行按摩治疗。

（4）中药汤剂辨证口服：主要以清热利湿、活血通脉等法论治，配合健脾利湿、补益肝肾、舒筋壮骨等治法。

理疗仪辅助：理疗仪是将电、声、光、磁、水、压力等物理因子作用于人体，通过改善血液循环来达到改善人体局部组织状态的目的。热疗和微波治疗是通过短波、超短波、微波和红外线引起局部组织的血管扩张，使血流量得到加强，打通淤塞的毛细血管，促进组织的康复。

四、适当的康复锻炼，是消除"肿胀"的"良药"

1. 早期运动康复手段

主要采用卧位和静力性膝关节不负重的练习加强膝关节周围肌群力量，防止下肢肌肉萎缩。主要以股四头肌等长收缩练习为主，具体运动康复计划如下：

（1）仰卧抬高臀部练习：将受伤腿膝关节屈曲约90°来承受负荷，另一条腿伸直并维持约7～10秒，然后缓慢放下，这对加强膝关节四周肌肉和臀部肌肉非常有效。

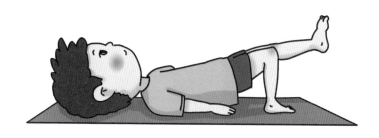

▲ 仰卧抬高臀部练习

（2）无负荷靠墙静蹲：后背紧贴墙壁，核心部位收紧，膝关节不超过脚尖，大小腿夹角尽可能达到90°，但应根据患者的实际情况，避开疼痛角度，采用适宜的角度，循序渐进地进行静蹲练习，每天练习3次，每次练习3组，每组时间为个人极限。参考第二章第一节（五）的静蹲靠墙训练图。

（3）有负荷的、不稳定的靠墙静蹲：靠墙蹲时，大腿负重或手持重物，或在墙壁和后背之间放置瑜伽球增加难度。

2. 后期应加强膝关节的屈伸锻炼

此时可多采用动力性力量练习逐渐恢复膝关节的运动功能。进行功能恢复训练时，一定要注意动作的准确性，开始阶段可以通过镜子控制膝关节和身体重心的位置。主要可采用以下练习手段：

（1）箭步蹲：准备姿势为上体保持正直，双腿前后开立，做动作时上体保持直立逐渐下降，前腿下降至膝关节不超过脚尖，后腿下降至膝关节不接触地面，刚开始下降的幅度可以小些，然后逐渐增加深度和时间，完成后换另一侧继续。该练习对于加强大腿后侧和小腿肌群的力量有非常好的效果，运动负荷要求与深蹲一致。

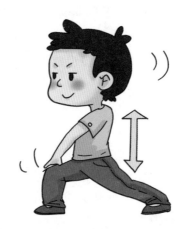

▲ 箭步蹲

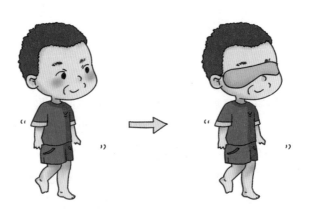

▲ 膝关节稳定性练习

（2）膝关节稳定性练习：用单脚支撑站在平衡板上或平衡垫上，尽可能保持稳定 15～20 秒，可遮蔽双眼做练习来增加练习的难度，完成后换另一侧继续，运动负荷以个人极限为主；受伤腿站立，用健康侧做各种阻力练习，加强膝关节的稳定。

第三章

"隐匿"的膝关节疾病 ——— 髌骨软化症

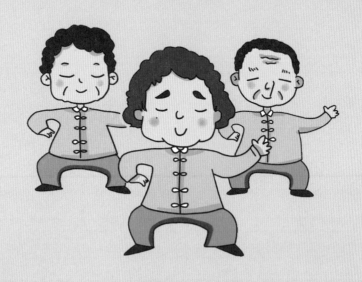

陈女士，35岁，都市年轻白领，平时较喜欢爬山、跑步等户外运动，可是最近膝盖老是疼痛，平时上下班走路疼痛不明显，在上下坡、上下楼梯、下蹲时出现明显疼痛，刚开始休息后可缓解，后来症状仍有反复，膝盖疼痛不能缓解，医生接诊后检查她髌骨边缘有压痛，伸膝位挤压和推动髌骨可有摩擦感，完善髌骨轴位的X线检查提示陈女士髌骨向外侧倾斜，外侧间隙稍变窄，髌骨和股骨髁部边缘可有骨质增生。医生指着X线片告知陈女士说这是髌骨软化症，并耐心解释道：髌骨软化症又称髌骨软骨软化症、髌骨软骨炎，是膝关节常见疾病之一，好发于青壮年，女性发病率较男性高，是引起膝前痛的常见原因之一。其发生因素主要与先天性髌骨发育异常和膝关节长期慢性磨损相关，本病早期临床症状不严重，但若不能得到及时的治疗，后期关节外侧间隙软骨持续过度磨损，出现软骨细胞脱落、骨质增生、关节间隙狭窄等一系列病理变化，发展形成髌股关节炎，导致关节肿胀、疼痛，严重影响膝关节伸屈活动。医生根据陈女士的目前情况给出的治疗方案消除了陈女士的焦虑感：你的髌骨软化症还不算很严重，目前主要以保守治疗为主。医生建议陈女士，目前以休息为主，要限制膝关节运动，避免引起膝关节疼痛加重的动作，如快步行走、爬山、上下楼等，但同时要进行股四头肌抗阻力锻炼，以增加膝关节稳定性，并给予理疗、中药和营养软骨的药物治疗。两个月后陈女士回来复诊时，膝关节疼痛基本消失，未见明显活动受限。医生告诉陈女士，虽然症状消失了，但是不能大意，今后要预防髌骨软化症，日常生活中避免膝关节的长期、用力、快速屈伸运动，运动前先活动膝关节，保持合适体重，适当补充软骨营养食物。

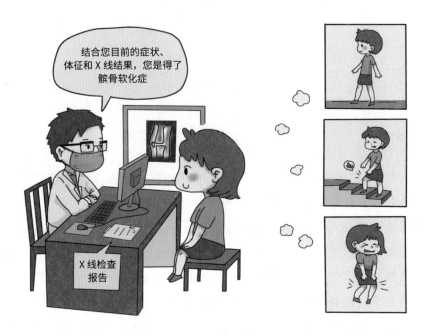

▲ 陈女士患上了髌骨软化症

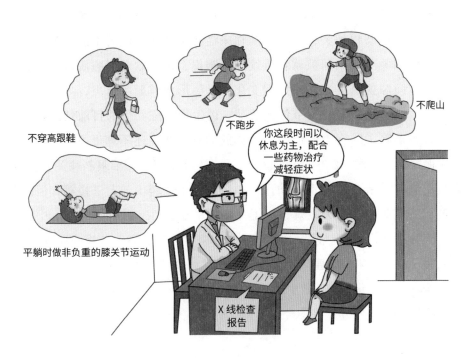

▲ 髌骨软化症患者日常生活中的注意事项

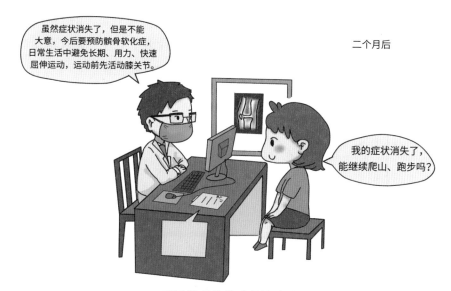

▲ 预防髌骨软化症的注意事项

第一节　膝盖痛，需要引起你的重视

　　膝关节前侧，我们又称膝盖，是我们身体活动的重要关节，承受的重力也较大，结构稳定、灵活，但有时也很薄弱，常在寒冷、运动负荷过大、外伤等刺激下，出现膝关节前侧疼痛，甚至反复肿胀。究竟膝盖疼是怎么回事呢？

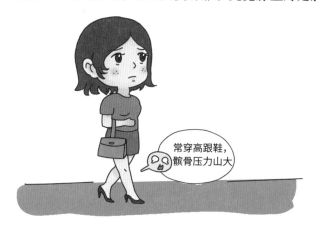

▲ 常穿高跟鞋

膝盖痛很有可能是髌骨软化症。半蹲位时膝关节疼痛是本病最大的"嫌疑犯"。

　　髌骨软化症多发生于青少年或中年以前，女性多于男性，而且运动员多见。如果你有以下情况，你需要注意你是否得了髌骨软化症。

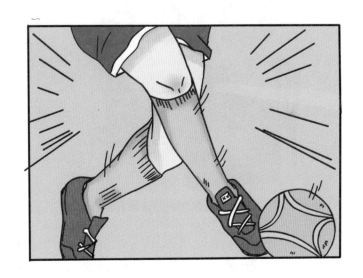

▲ 膝关节屈曲时做扭转动作

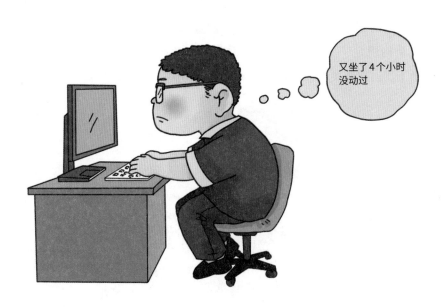

▲ 久坐

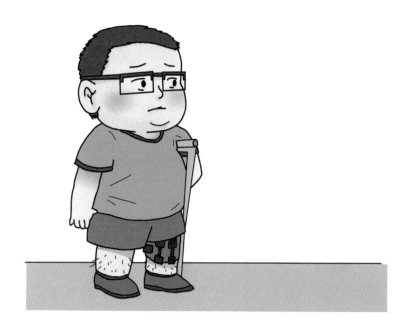

▲ 膝关节受过外伤

发病原因：膝关节在半蹲位时受伤，如半蹲位时膝关节突然做扭转的动作；长时间过度使用膝关节，如膝关节需要长时间做屈伸、旋转等不同的活动；工作时体位固定，如久坐屈膝不动；由各种原因导致的膝关节周围韧带不稳定者；体型肥胖导致膝关节负荷较重者。

症状：走路时膝关节酸软无力，或者整个膝关节都有种被不舒适"笼罩"着的感觉。膝盖前方的骨头（髌骨）酸痛，上下楼梯时特别明显，休息后可缓解。当膝关节活动过多（例如长跑）时疼痛会加重，或者在半蹲位时疼痛也会加重。在上下楼梯或者走不平的路或者关节刚一开始活动时，突然感到膝关节"打软"或者不稳，有种想跪倒的感觉。关节活动不灵活，做屈伸的动作也很费劲。在奔跑启动或者急停时疼痛。快跑时不痛而慢跑时痛。有时感觉膝关节有"卡住"的感觉，甚至伴有响声，这是因为软骨面不平所致，并非真正"卡住"了。

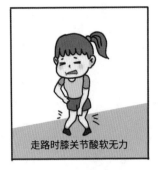

走路时膝关节酸软无力

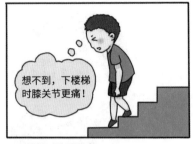

想不到，下楼梯时膝关节更痛！

上下楼梯时髌骨酸痛

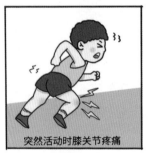

突然活动时膝关节疼痛

▲ 髌骨软化的可疑症状

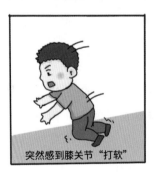

突然感到膝关节"打软"

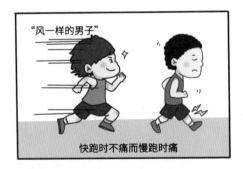

"风一样的男子"

快跑时不痛而慢跑时痛

第二节　髌骨软化症并不是膝盖"软化"了

　　髌骨软化症的全称是髌骨软骨软化，是指髌骨在外伤、劳损等各种因素的作用下导致的髌骨软骨肿胀、侵蚀、龟裂、破碎、溃烂、脱落等一系列的退行性改变，而并不是髌骨本身软化。其出现相关症状正是由髌骨表面的软骨退化而导致的。

髌骨（膝盖骨）和股骨髁组成髌股关节，正常的髌股关节两部分对合比较正常，各部位关节面受力比较均匀。髌骨软化症的发生，是髌股关节的这种生物力学关系发生紊乱造成的，髌骨向外侧倾或者半脱位，导致髌骨内侧面的软骨撞击股骨外髁滑车，引起关节外侧间隙软骨过度磨损、软骨细胞脱落、骨质增生、关节间隙狭窄等一系列病理变化，出现各种临床症状：膝关节前侧疼痛，久坐起立或下楼、下坡时疼痛加重，常有腿打软，关节怕凉，或膝关节反复肿胀、积液等。

早期的髌骨软化症使用 X 线检查，无明显的病灶改变，主要通过患者的症状和体征进行判断，使用膝关节镜检查可明确本病的诊断。

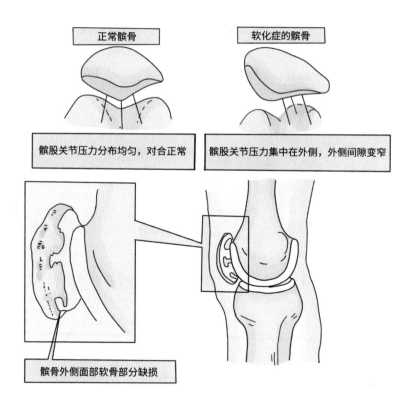

▲ 髌骨软化症的发生

第三节　膝关节，你是否运动过量了

　　髌骨软化症的发生主要由先天性和后天性因素导致，先天性因素如髌骨发育不良，位置异常及股骨髁大、小异常，膝关节内、外翻及胫骨外旋畸形等，均可使髌骨不稳定，产生髌骨半脱位或侧倾，在髌骨滑动过程中，髌股关节面压应力过度集中于某一部位，成为慢性损伤的基础。

　　本病多发生于青壮年，特别是运动员和体育爱好者，因此，导致本病的后天性因素主要与劳动、运动姿势和强度等有关。膝关节处于 35°～50° 半屈膝姿势时，会明显增加髌骨半脱位或侧倾，以致加重髌股关节的外侧磨损，如下蹲、跑步、爬山、滑冰等的训练，是本病的常见原因。膝关节长期在高强度负荷（包括过度肥胖状态）下运动，也容易加重髌骨软化症。

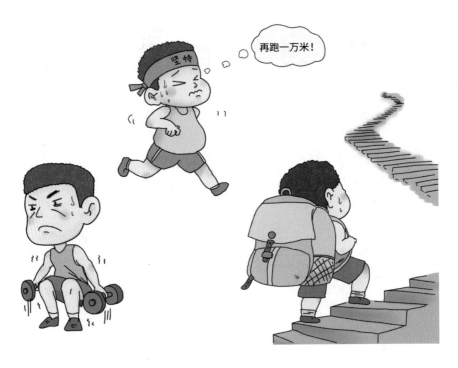

▲ 容易加重髌骨软化症的运动

第四节　如何防治髌骨"软化"

预防髌骨软骨软化最好的措施就是适当地使用膝关节。

1. 运动前要热身，逐渐伸展关节，等关节的肌肉和血流适应运动的需求后再进行高强度的运动。

2. 避免持续做下蹲或者半蹲的动作。

3. 平时多做不负重的膝关节活动。

4. 合理控制体重，将 BMI 控制在 18.5～24 之间。

当确定患有髌骨软化症后，就要积极治疗，防止髌骨软骨持续破坏，进展成膝骨性关节炎。

髌骨软化症的治疗有非手术治疗和手术治疗，非手术治疗包括功能锻炼、物理治疗、药物治疗以及中医治疗等。

1. 非手术治疗

（1）功能锻炼：包括直抬腿练习、非痛点静力半蹲练习等，在不加重髌骨症状的条件下，有效的训练可以增强股四头肌肌肉力量，保持和改善关节活动范围，增强膝关节的平衡力。

（2）物理治疗：包括超短波治疗等，是利用人体对物理刺激所做出的反应来达到治疗目的，以恢复机体运动功能，改善及增强生活能力，提高生活质量。

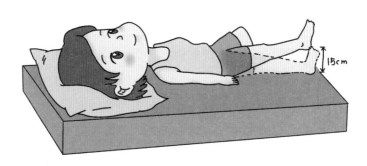

▲ 直抬腿练习

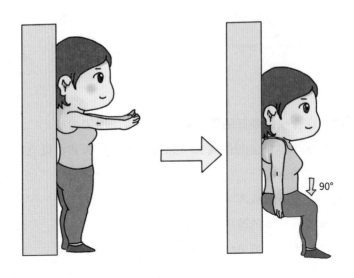

▲ 非痛点静力半蹲练习

（3）药物治疗：有塞来昔布、双氯芬酸钠、对乙酰氨基酚等缓解疼痛的药物，但这些药物只是对症治疗，因为该病的根源 —— 股四头肌外侧头髌骨的磨损在继续进行，到了一定程度，药物治疗就失去作用了，只能进行手术。

（4）关节腔内注射富血小板血浆（PRP）：PRP 是一种血小板浓度高于基线水平的自体血浆，含有丰富的生长因子，能够促进软骨细胞增殖、分化，修复破坏的软骨及骨组织，从而改善膝关节功能，提高患者生活质量。

（5）中医治疗：包括针灸、针刀、穴位注射、推拿按摩以及中药外敷等，其主要通过调和气血、疏通经络，使局部组织与血液循环加速，使骨内压力降低，促进关节肿胀与疼痛感的减轻，从而达到治疗目的。

2. 手术治疗

大部分患者采取保守治疗可缓解症状，手术应该谨慎选择。当患者在经过 3～6 个月的保守治疗效果不明显，而且疼痛没有减轻的情况下建议进行手术治疗，但手术存在疗效不稳定、术后复发率高的问题。

目前治疗髌骨软化症的手术方式有外侧关节囊松解术、髌骨软骨病灶清理和成形术、软骨移植术等。术后应在医师的指导下积极进行股四头肌和小腿的功能锻炼，有利于快速康复。

第四章

"打软腿"的膝关节疾病 ——— 髌骨不稳定

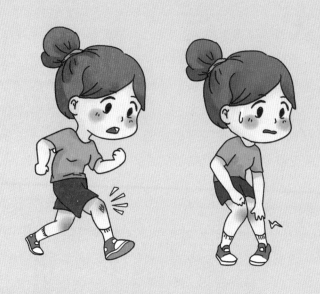

第一节　走路时突然出现膝关节"打软"，你不能一笑而过

"打软腿"即在走路负重时，膝关节出现的瞬间软弱无力、不稳定感，甚至有时患者可摔倒。此现象常是由于股四头肌无力，或由于半脱位的髌骨滑出髁间窝所致。当出现这种症状时，你就要重视了，因为你的髌骨可能存在异常，从而导致了膝关节不稳定。

髌股关节不稳定是髌股关节常见的疾病，好发于青少年，通常与运动相关，长期的髌股关节不稳定将会导致关节软骨面的异常磨损破坏，是髌骨软骨软化或髌股关节骨关节炎的重要病因。髌骨脱位是造成髌股关节不稳定的重要因素之一，在所有膝关节损伤中，髌骨脱位大约占3%，文献报道髌骨脱位的发病率约为5.8/10万，大部分髌骨脱位的患者是年轻人（年龄在10～16岁之间），而且女性居多。

髌骨不稳定的主要临床表现：

疼痛：是本病的主要症状，疼痛的位置在膝关节的前面，并以膝前内侧为多见。疼痛可在活动过多或劳累后加重，特别是在上下楼、登高或长时间屈伸活动时更为明显。

"打软腿"：即在走路时，膝关节突然出现软弱无力、不稳定感，甚至有时可因膝关节突然疲软而摔倒。此现象常是由于股四头肌无力，或由于半脱位的髌骨滑出髁间窝所致。

假性嵌顿：是指伸膝时出现的瞬间非自主性的限制障碍。当负重的膝关节由屈至伸位，半脱位的髌骨滑入滑车沟时，常出现此现象。

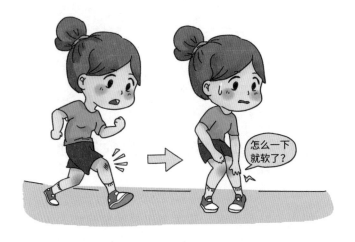

▲ 打软腿

第二节　膝关节为何会"打软腿"

　　髌骨不稳定是膝关节"打软腿"症状的常见原因，髌骨是股四头肌肌腱内部镶嵌的一块籽骨，能够提高肌肉在力学方面的作用，其参与的髌股关节由髌骨底面、股骨远端的软骨前侧以及滑车沟构成，滑车沟的深度和坡度能够影响髌股关节的固有稳定性。目前髌骨不稳定分为髌骨半脱位、髌骨倾斜及两者结合三种类型。引起髌骨不稳定的病因，实际上包括了膝前区每一结构的异常，概括分为四类：第一，股四头肌及其扩张部的异常，包括股内侧肌的萎缩或发育不良，内侧支持韧带松弛、断裂或撕裂，外侧支持韧带的紧张和高位髌骨；第二，膝关节力线异常，包括 Q 角增大，以及膝内、外翻和膝反屈；第三，髌骨形状异常，如分裂髌骨、异形髌骨；第四，先天因素，主要指股骨髁的发育不良、继发变形或股骨外髁形状异常等。按髌骨向外侧移动的程度分为 3 度：①Ⅰ度：髌骨中心在下肢轴线的内侧或轴线上；②Ⅱ度：髌骨中心位于轴线外侧；③Ⅲ度：髌骨内缘越过下肢的轴线。

　　上述所有这些改变的共同特点是髌股关节失去正常的结构，导致作用于髌骨的外翻应力异常，或出现髌骨运动轨迹异常，使髌骨处于不稳定状态。

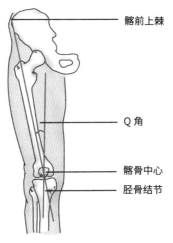

髂前上棘

Q 角

髌骨中心

胫骨结节

▲ 膝关节力线

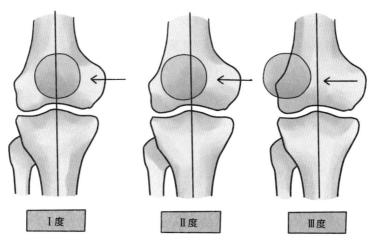

Ⅰ度　　　　　　　Ⅱ度　　　　　　　Ⅲ度

▲ 髌骨外移程度

第三节　是否能让膝关节"打软腿"消失

　　髌骨不稳定的治疗有非手术治疗及手术治疗，非手术治疗主要是通过限制髌股关节负荷活动、股四头肌功能锻炼、佩戴支具等方法，力图通过肌力训练来达到周围软组织动态平衡的目的。症状较轻的患者可选择保守治疗，但并非所有的保守治疗均能纠正周围软组织的平衡，而伴有较重的症状或经保守治疗后效果不佳者则需手术治疗，关于髌骨不稳定的手术方法多种多样。

1.非手术治疗

（1）限制髌股关节负荷活动：限制患者日常生活中的某些活动，如登高、爬坡等，可减轻髌股关节的负荷，减少髌股关节磨损，特别是当了解到某项活动与症状加重有明显关系时，采用限制这项活动的方式，可以达到改善症状的目的。

（2）股四头肌功能锻炼：亚急性或慢性病例常伴有明显的股四头肌萎缩、肌力减弱，特别是股内侧肌斜头肌力的减弱，可进一步加重膝关节的不稳定，使关节肿胀，症状加重，因此应加强股四头肌练习，改善股四头肌与腘绳肌的肌力比值。

（3）支具治疗：髌骨支具有限制及稳定髌骨的作用，它用于急性患者，或在参加某项运动或活动较多时使用。长期佩戴可使患者感到局部不适，并易导致股四头肌萎缩。

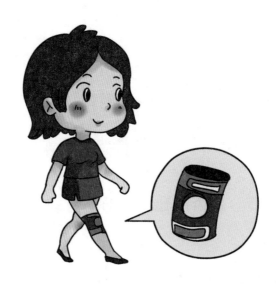

▲ 支具治疗

（4）药物治疗：非甾体抗炎药可减轻髌股关节的骨性关节炎症状，缓解患者的疼痛不适。

2. 手术治疗

治疗至少半年以上，髌前区疼痛、打软腿症状反复发作。多项检查证明其症状与髌股关节结构异常或髌骨力线不正有关，可考虑选用手术治疗。有以下几种手术方法：①松解非正常的外侧束缚组织；②提供一个平衡的内侧媒介组织；③改变股四头肌—髌骨—胫骨力线；④以上三者的结合。其中，外侧组织松解是最常用的方法，也是其他方法的基础步骤。应根据患者的不同年龄、不稳定程度、不同的病理因素，选择不同的方法单独或联合应用。

手术的最终目的是使髌骨重新回到正常的位置，恢复髌股关节正常的适合关系，重建伸膝装置。

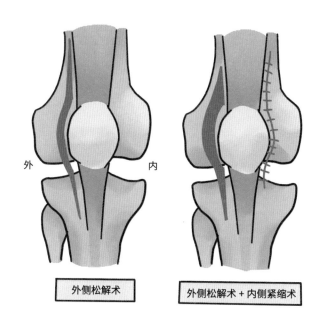

▲ 手术治疗

第五章

受伤的"保护带"——韧带损伤

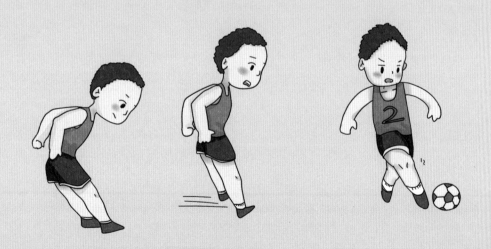

第一节　韧带损伤的缘由

韧带是连接于骨与骨之间的纤维组织，或附于骨的表面，或与关节囊的外层融合，以加强关节稳固性的"保护带"。当遭受暴力伤害时，膝关节会产生超过正常范围的活动，而膝关节周围的韧带被牵拉而超过其耐受力时，即会发生损伤。

常见的原因：1. 剧烈运动：在进行剧烈运动，如体育竞赛、舞蹈、杂技等时，固然容易出现韧带损伤，而在日常生活中，如车祸、高空跌下等意外，也会引起同类的损伤。2. 外力因素：当某个方向的运动幅度超过正常范围时，限制膝关节向该方向运动的韧带必然会受损。膝关节在屈曲并向外展开时又遭到来自外侧的暴力撞击时，主要受损的是膝关节内侧关节囊韧带和内侧副韧带，严重时也可涉及前交叉韧带和内侧半月板，此为膝关节"保护带"最常见的损伤方式。膝关节处于伸直、向内收时，来自前侧的暴力造成过伸时，常伤及外侧结构及后交叉韧带，严重者可造成腓总神经损伤，有时合并胫骨髁骨折。

屈膝位胫骨突然遭受暴力向后或向前错动时，则会引起后交叉韧带或前交叉韧带和内侧副韧带的断裂。

膝关节的韧带损伤常见于足球、篮球、溜冰运动员、搬运工等人员。

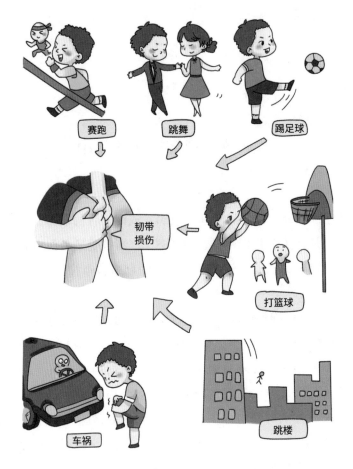

▲ 膝关节韧带损伤的常见原因

第二节　如何保护膝关节周围的韧带

韧带损伤对于运动员来说，有可能意味着运动生涯的结束，对于普通人来说，韧带损伤将给我们的生活带来极大的困扰，要避免日常生活和运动中的韧带损伤，首先要避免太剧烈及难度过大的动作。另外，加强肌肉的锻炼是很重要的。因为关节的稳定除了需要韧带的保护，还需要借助强有力的肌肉力量来保护。当肌肉强壮了，运动时对韧带的负荷就会减少，有利于减少韧带受损的机会。下面给大家列出了一些预防韧带损伤的注意事项：

1. 尽量减少或避免对膝关节损伤较大的一些动作，例如运动时急停、旋转或直膝落地动作等。

2. 增强下肢肌肉力量练习和协调性练习，膝关节肌肉力量锻炼参考第二章第五节的膝关节运动部分。

3. 必要时佩戴护具进行训练或比赛。

4. 注意保持训练或运动场地灯光、地面无安全隐患。

5. 避免疲劳训练或比赛。

在日常生活中，做好膝关节的保健工作，合理活动，减少或者避免做一些对膝关节损伤较大的动作，当出现早期不适症状后，要尽早进行治疗，从而更好地保证膝关节的健康。

第三节　可以做"抽屉样"活动的膝关节 —— 交叉韧带损伤

交叉韧带是稳定膝关节的重要结构，包括前交叉韧带和后交叉韧带（见前面图示），其中前交叉韧带在膝部各韧带中最易受损。前交叉韧带断裂后，膝关节的不稳不但会影响日常活动和运动，而且会造成关节内结构的进一步损伤。前交叉韧带损伤发病率在一般人群为每年 38/10 万人，在足球和滑雪运动分别为每年 60/10 万人和每年 70/10 万人。在美国，每年有二百万病人因膝关节损伤就医，其中有 25000 例被诊断为前交叉韧带损伤。在世界最大的运动场 —— 足球场上，一个运动员每运动 1000 小时就有 4～7.6 次前交叉韧带损伤的可能。这意味着在一个足球队，每年会有 1～2 个前交叉韧带损伤者。在我国，专业运动员前交叉韧带损伤者中女性约 71%，男性约 29%，女性为男性的 2.37 倍。78% 前交叉韧带损伤发生在非接触性运动中，常出现在落地、急停、扭转或者剪切运动时。研究表明，在膝关节过度屈曲、胫骨极度内旋及外翻应力作用于胫骨上时，前交叉韧带承受的负荷和张力最高，因此，患者在髋关节轻度外展、膝关节轻度屈曲、胫骨内旋时，在外翻应力的作用下易发生前交叉韧带断裂。

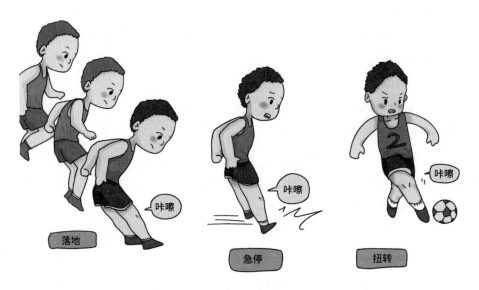

咔嚓

落地

咔嚓

急停

咔嚓

扭转

▲ 前交叉韧带损伤常出现于以上运动时

前交叉韧带损伤主要症状有：

1.膝关节疼痛：位于关节内部，多数患者在膝盖发出响亮的"砰"的一声后出现疼痛，患者可因膝关节剧烈疼痛而不敢活动，部分患者疼痛轻微可行走甚至可继续小量运动。

2.膝关节肿胀：肿胀一般发生于膝关节扭伤的数分钟至数小时内，主要是由于韧带损伤后血管破裂出血所致，部分患者因膝关节周围撞伤可出现瘀斑。

3.膝活动受限：多因创伤性滑膜炎导致膝关节肿胀和疼痛引起，前交叉韧带断裂后韧带残端翻转至髁间窝前方产生炎症刺激可导致伸直受限，部分患者因损伤累及半月板可致伸直或屈曲受限，合并内侧副韧带损伤有时也表现为伸直受限。

4.膝关节不稳：部分患者在伤时感觉到膝关节内错动一下（有的会听见有一"咔绊"声），伤后1~2周左右在恢复行走时可开始感觉膝关节有晃动感，负重时不稳定或"让步"的感觉。

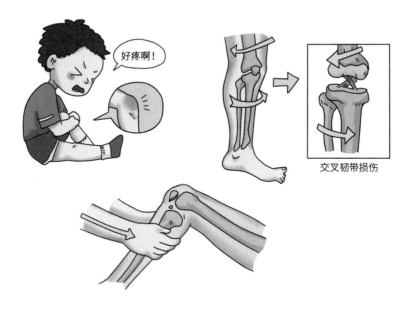

交叉韧带损伤

▲ 主要症状

第四节　可左右摇晃的膝关节 —— 侧副韧带损伤

　　侧副韧带抗拉力较强，并具有一定的弹性，其功能为维持膝关节的侧方稳定，并限制其超越生理范围的活动。膝关节完全伸直时，内外侧副韧带均紧张，维持关节稳定和控制向侧方异常活动；膝关节屈曲时，内外侧副韧带均松弛，关节不稳定，易受损伤。外伤是导致侧副韧带损伤的病因，膝关节侧副韧带损伤时，侧方力学稳定及功能受到破坏，可出现疼痛、肿胀、影响膝关节正常功能活动。膝关节侧方应力试验阳性是侧副韧带损伤的常见体征，韧带损伤处压痛明显，内侧副韧带损伤时，压痛点常在股骨内上髁或胫骨内侧髁的下缘处；外侧韧带损伤时，压痛点在股骨外上髁或腓骨小头处。

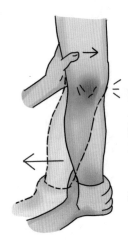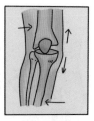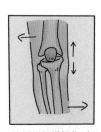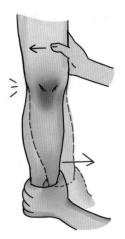

内侧副韧带损伤时，压痛点常在股骨内上髁或胫骨内髁的下缘处

外侧副韧带损伤时，压痛点在股骨外上髁或腓骨小头处

▲ 膝关节侧方应力试验阳性

第五节　如何修复受损的"保护带"

韧带损伤要早期处理、全面修复，如不及时治疗，关节出现反复扭伤，必然引起关节软骨、半月板等重要结构的损害，导致关节过早老化，严重者会发展为继发性创伤关节炎。其治疗关键在于受损韧带的修复，部分撕裂可直接缝合修复，完全断裂则需手术将邻近肌腱、筋膜等组织转移修复重建。

对于前交叉韧带损伤后是否要重建，不仅取决于膝关节不稳定的程度，还取决于患者的生活方式和运动水平。虽然年龄也是一个衡量标准，但是总体运动水平才是更为重要的判断因素。通常认为较年轻的个体的运动水平也较高，更要依靠膝关节的正常功能。前交叉韧带完全断裂目前的最佳治疗方案是手术重建前交叉韧带：①手术的最佳时机是在损伤后三个月之内；②关节镜下前交叉韧带重建手术技术成熟，创伤小，恢复快；③目前重建前交叉韧带的手术方式包括单束重建、双束重建等，目前认为，两种手术临床效果没有明显差异；④重建前交叉韧带可以选用的移植物材料包括自体材料，如腘绳肌腱、自体髌腱等，效果最佳，如果多根韧带同时损伤可以考虑加用异体肌腱或人工韧带等；⑤重建前交叉韧带需要用到的固定材料包括金属界面螺钉、可吸收界面螺钉、Endobutton、Introfix 等；⑥合并内侧副韧带损伤或半月板交锁时，要尽快行急诊手术治疗。

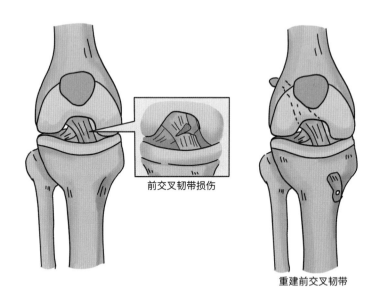

前交叉韧带损伤

重建前交叉韧带

▲ 前交叉韧带损伤及其手术治疗

第六节　合理的"练功"是韧带恢复"功力"的最后一道关卡

　　由于每位患者病情不尽相同，具体进行康复锻炼时要结合患者的具体情况，制定适合的个性化的康复方案。韧带修复重建术后要佩戴可拆卸支具或铰链式支具4～6周，除膝关节康复训练外，相邻关节的主动活动可以尽早开始。

　　膝关节的肿胀会伴随着整个练习过程，直至膝关节屈伸活动角度及肌肉力量基本恢复正常时，膝关节肿胀才会逐渐消退。如果出现膝关节肿胀突然加重，应调整练习，减少活动量，必要时应及时回医院复查。

　　康复锻炼中存在疼痛是不可避免的，如疼痛在练习停止半小时内可减弱或消失，则不会对组织造成损伤，可以继续坚持康复锻炼。

肌肉力量练习应当贯穿康复计划的始终，每次应练习至肌肉有酸胀疲劳感为宜，充分休息后再进行下一组。肌肉力量的提高是恢复关节稳定性的关键因素，应当坚持锻炼。

　　功能锻炼后即刻给予冰敷 15～20 分钟，如平时感到关节肿、痛、发热明显，可以继续冰敷，每日 2～3 次。

　　以下锻炼方式可供参考：

　　1. 踝泵运动：参考第二章第一节的第五部分。每次练习 50 个循环，每日 5～8 次。

　　2. 推髌骨运动：患者平躺，旁人（医护人员或家属）用双手的拇指和食指压在髌骨的四边，轻轻向同一方向用力推动髌骨，分别向左右、上下方向推动，每次推髌骨 10 分钟，每天上午和晚上各一次，术后连续推髌骨一周。

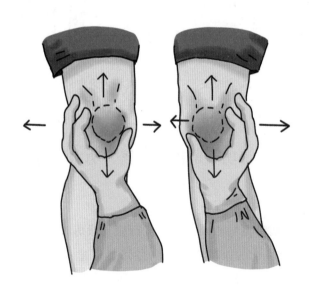

▲ 推髌骨运动

　　3. 股四头肌力量锻炼：患者平躺在床上，下肢在伸直的过程中，继续用力伸直（大腿用力绷紧），练习的方法为大腿绷紧 30 秒，放松 30 秒，5 分钟为一组，每次练习 30 分钟，每天早、中、晚各练习一次。

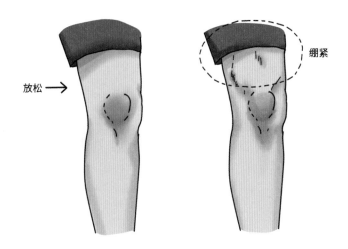

放松 →

绷紧

▲ 股四头肌力量锻炼

4.被动屈膝运动：患者平躺，旁人（医护人员或家属）用双手握住患者腿部（如图所示），缓慢向上抬起，过程中保证患者足跟沿着床边慢慢向头部方向滑，抬起的高度以患者耐受为度，练习"抬起 – 放下"10 个循环后休息 10 分钟，每次练习 3 个循环，每天练 3 次。

在练习过程中抬起的高度逐渐递增，并在术后 2～3 周内确保患者足跟与床垫的夹角方向为 90°。

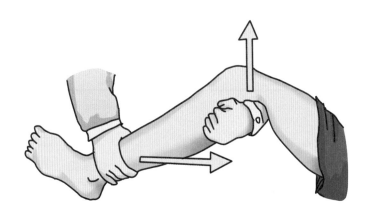

▲ 被动屈膝运动

5. 直腿抬高训练：动作参考第二章第一节的第五部分。每次练习 50 下，每日 5～8 次。

6. 膝关节主动的非负重屈伸锻炼：术后 1～1.5 个月的时间段里患者可在床上行膝关节主动的非负重屈伸训练，动作参考第二章第一节的第五部分。

7. 支具辅助锻炼：指导患者术后 1.5～3 个月使用支具行辅助锻炼，根据专科医生意见调节支具的屈曲角度，并进行主动的膝关节负重屈伸锻炼，应避免过多上下楼梯，禁止做负重下蹲练习，不宜爬山行走，前 3 个月避免过伸关节。

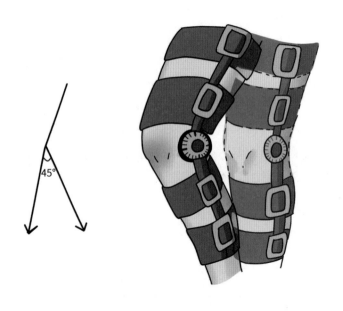

▲ 铰链式支具

8. 0°～120° 内的膝关节主动屈伸锻炼：术后 3～6 个月进行 0°～120° 内的膝关节主动屈伸锻炼，同时进行平衡、单腿提足跟、靠墙或拉扶手下蹲等锻炼。6 个月后患者根据康复情况可适当进行慢跑、骑车等运动。嘱患者坚持进行康复锻炼，并定期入院复诊，若有任何异常及时就诊。

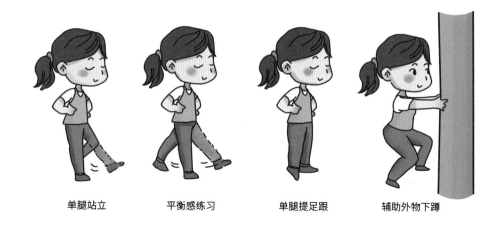

| 单腿站立 | 平衡感练习 | 单腿提足跟 | 辅助外物下蹲 |

▲ 0°～120°内的膝关节主动屈伸锻炼

9. 术后6～9个月，仍以下肢肌肉锻炼为主：可做一般日常活动，利用非负重健身器械进行膝关节的功能锻炼，也可进行游泳。术后9～12个月，可根据康复情况参加常规体育项目锻炼。

第六章

会弹响的膝关节 ——半月板损伤

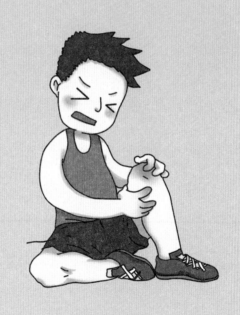

第一节　软垫"半月板"也有被压坏的时候

　　半月板损伤是比较常见的膝关节损伤性疾病，其年发生率约为（60～70）/
10万。半月板是位于组成膝关节的两块主要骨骼之间的由弹性软骨构成的
C形"缓冲垫"。半月板可以起缓冲作用，从而防止关节面软骨受冲击造成
的损伤。半月板损伤常见于外伤性损伤和退变性损伤。当膝关节屈曲时，由
于旋转，内外侧半月板可随股骨发生前后运动，当这种矛盾运动超出正常范
围时，就可能发生半月板的撕裂。此外，由于年龄和运动因素，如过多地步
行等，都可能对半月板产生频繁的刺激和发生超正常生理范围的摩擦负荷，
从而使半月板由发生组织变性和微小的破损等病理变化逐渐加重为达到撕
裂程度的损伤。

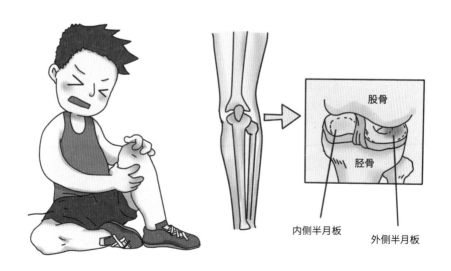

▲ 半月板损伤

半月板损伤可发生在半月板的前角、后角、中部或边缘部。按撕裂的形态可分为：纵行撕裂、水平撕裂、斜行撕裂、放射状撕裂、桶柄状撕裂、退变撕裂或多种合并的复合撕裂等，甚至破碎成关节内游离体。半月板所有区域的细胞具有相似的愈合潜能，而不同半月板损伤区域修复能力主要由其血供决定。半月板的血供主要来源于半月板周缘内外侧膝上下动脉分支形成的毛细血管丛，毛细血管穿过内侧半月板的10%～30%。根据其血供不同，半月板被划分为红区、红–白区和白区，红区血供丰富，愈合能力较强，白区缺乏血供，愈合能力较差。

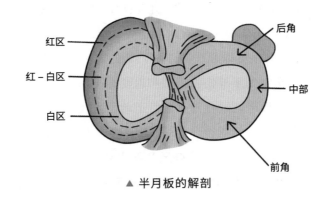

▲ 半月板的解剖

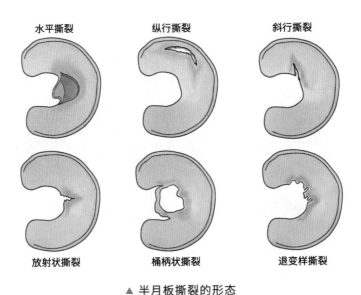

▲ 半月板撕裂的形态

半月板损伤的临床表现：

1.疼痛　外伤后立即产生剧烈的疼痛，其性质可呈牵扯样、撕裂样、绞痛样的持续痛，疼痛范围发生在损伤的一侧。随着时间的延续，疼痛将逐渐减轻，并集中在局部。在活动时疼痛加重，但不如以前剧烈。

2.肿胀　受伤当时或几小时后，患者可出现膝关节的肿胀，有时出现皮下淤血。皮下淤血是由于韧带受损伤，发生了出血的结果。肿胀是由于损伤使滑液分泌增加、渗出增多，从而发生了关节内的积液所致。

3.响声　在活动时有膝关节内的响声，多因破裂的半月板在膝关节活动时与胫骨、股骨发生异常的摩擦和弹动而产生。

4.交锁现象　在膝关节的伸屈活动时，常有突然"卡住"致使膝关节不能伸屈的现象，称为交锁现象。当主动或被动地活动膝关节以后，这种现象可以自行缓解，活动又可恢复正常。也有交锁无法恢复造成关节无法伸直和屈曲的情况。

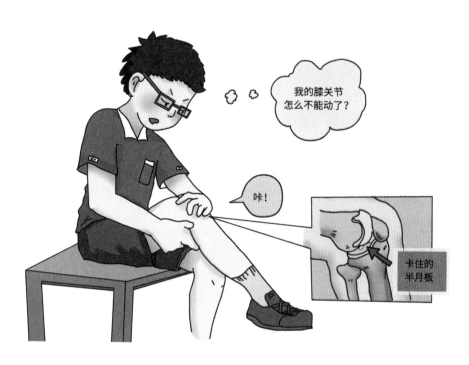

▲ 交锁现象

第二节　如何保护"缓冲垫"

半月板损伤是常见的膝关节疾病，给我们的运动和生活带来诸多困扰，要预防半月板的损伤，首先我们要增强对膝关节的保护意识，正确合理地使用我们的膝关节，能够有效地延长我们膝关节的使用寿命，如何减少我们半月板的损伤？以下列出一些建议：

1.在剧烈运动前，应充分做好准备活动，使身体各部分发热，减小关节黏滞性，增强其内部各组织的活动性。

2.养成正确的基本站立姿势，两腿半屈，足尖指向正前方（或稍偏内，便于做各种不同的动作），这不仅是掌握技术的需要，也是预防运动损伤的需要。

3.培养和增强自我保护的意识，在损伤原因中，落地不稳和身体失控占绝大比例，因此一定要强调在任何情况下都要提高身体平衡的感觉和自控能力，猛地用力跳起后，应注意适当收腹和力争两脚同时或快速依次落地，使身体尽快恢复稳定的平衡支撑。另外，在做跳步急停时，应使脚落地时足尖方向与前冲方向一致。

4.加强对膝关节的功能锻炼，除了增强膝关节肌肉力量外，还应加强膝关节周围的韧带、半月板的力量，柔韧性和弹性的锻炼。在平时的训练中可采用各种不同的方法，功能增强，达到预防损伤的效果。

5.合理安排运动量，不让膝关节局部负荷过大，防止髌骨劳损，并且在训练后有足够的恢复时间，可防止半月板损伤。

第三节　关节镜，让你的半月板重现"光彩"

很多患者会有这样的疑问，半月板损伤能保守治疗吗？可以不做手术吗？为什么半月板损伤需要做关节镜手术？下面进行详细说明。

目前半月板损伤的治疗方式包括：保守治疗、注射PRP（富血小板血浆）、半月板部分切除（成形）、半月板全部切除、半月板缝合、半月板移植等。

1. 保守治疗　一般针对无症状的、无移位的、稳定的半月板新鲜损伤、陈旧损伤或退变性损伤。如伴交叉韧带等其他关节内结构损伤或有膝关节疼痛、活动受限等半月板损伤引发的症状时，建议积极手术治疗。新鲜损伤的保守治疗可配合注射PRP（富血小板血浆）促进愈合。

半月板新鲜损伤的保守治疗一般需要使用长腿外固定保持患膝于伸直位4～6周，外固定可选择管型石膏或支具，需确保良好塑形及固定可靠。一般4周复查膝关节磁共振检查确认半月板愈合良好后，可在支具保护下由部分负重行走逐渐过度到完全负重行走。康复期间，要积极锻炼股四头肌，以防肌肉萎缩。

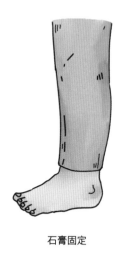

石膏固定　　　　　　　膝关节支具固定

▲ 外固定

2. 半月板部分切除（成形）或全部切除　适合不宜进行半月板缝合或保守治疗的患者，其主要原则是尽可能多地保留正常半月板组织，尽可能少地损伤其他正常组织，从而最大程度地保留残留的半月板功能；但并非所有损伤的半月板均可得以修复和保留，如成人半月板游离缘（白－白区）损伤因缺乏血供不能修复，陈旧性半月板损伤致其严重磨损变性也不能完整保留。对此类患者，半月板切除术仍是目前常用的治疗技术。

3. 半月板缝合　并非所有的撕裂半月板都可以缝合，能否缝合与半月板损伤情况、撕裂部位形态、年龄、伤后时间等有关。缝合的条件包括：伤后时间较短，半月板未被"磨坏"；年轻患者，年龄 <45 岁左右；撕裂的位置处于血液供应较好的区域（红区）等。目前半月板的缝合多采用关节镜进行，具有创伤小、恢复快的优点。新鲜半月板 3 度损伤一般均建议早期手术治疗。红区或者红区－滑膜缘的 3 度损伤经保守治疗 1 月后复查磁共振发现未愈合且存在临床症状，建议积极手术治疗。半月板由于其血供差，3 度损伤在保守治疗时存在自愈困难的情况，所以，一旦发现 3 度损伤，建议早日行关节镜手术治疗。

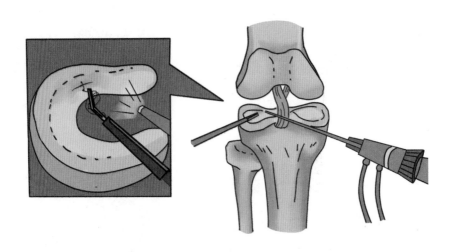

▲ 半月板缝合

4. 半月板移植　目前已经证实半月板切除虽可短期缓解症状，却破坏了膝关节的力学平衡，最终可导致膝关节不稳定、软骨退变和骨关节炎形成。为避免此类不良后果，可以考虑对半月板切除患者进行半月板移植手术，但此手术对技术要求高，效果尚不十分确切，尚需研究，解决一些难点问题。较普遍认同的半月板移植手术适应证为：20～50岁，半月板切除术后，出现膝关节的骨关节炎症状，或膝关节退变有加重趋势者。

总而言之，半月板本来是保护关节的垫子，如果严重损伤了，就变成破坏关节的异物了。膝关节内存在一个异物，不断地卡住你的关节，那每次疼痛，就在磨损你的关节软骨。打个比方，就像齿轮里卡了石子，那最终会越来越磨损。这种3度损伤，或者1～2度损伤的半月板，可以通过关节镜手术，去掉这颗"石子"，方能恢复膝关节正常功能。关节镜治疗具有创伤小、并发症少、恢复快、费用低等优点，是半月板损伤修复的有效治疗方案。

第四节　膝关节，我劝你还是不要轻易蹲

半月板损伤的保守治疗以静养为主，要注意膝部保暖，减少下蹲、站起等动作，尤其是减少上下楼梯的次数。锻炼以不负重锻炼为主，如游泳、骑自行车等。而对于半月板损伤修复术后康复，目标在于恢复正常关节活动度和肌肉力量，帮助半月板愈合，所以要控制不能过度负重，佩戴支具固定，以避免过高压力或剪力影响修复或移植半月板的愈合；此外有限负重的下肢和力量训练，包括跟骨滑动、股四头肌收缩、直腿抬高练习、固定自行车训练、髋外展练习也有利于早期愈合。术后康复锻炼方案如下：

1. 负重　术后第1天至4周，需要扶双拐行走，患肢不负重；术后5周至6周，患肢可完全负重；12周后，逐渐恢复剧烈活动，或专项训练。

2. 佩戴支具　术后第1天至4周，佩戴支具从伸直位0°进行调整；术后5周解除佩戴支具。

3. 活动度　膝关节被动屈曲的角度根据时间逐步调整，术后1周被动屈膝到90°，术后2周被动屈膝到100°，术后3周被动屈膝到110°，术后4周被动屈膝到120°。术后5周可做垂腿活动或被动练习弯腿锻炼，角度可达120°。7周以后被动活动度逐渐至正常活动范围。

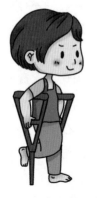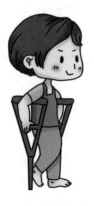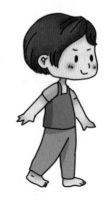

术后1～4周患肢不负重　　　5～6周部分负重　　　7～12周弃支具、完全负重

▲ 半月板损伤修复术后康复

4. 锻炼

（1）踝泵运动：用力、缓慢、全范围屈伸踝关节。对踝关节屈伸练习不规定时间，在读报、看电视、看书或卧床休息时都可以进行，对于促进循环、消退肿胀、防止深静脉血栓的形成具有重要意义。每天锻炼超过500次。

（2）直抬腿锻炼：伸膝后直腿抬高至足跟离床15cm处，保持至力竭。4次一组，每次5分钟，每天5组。练习时手术切口处的疼痛属正常现象。练习时要特别注意：在开始抬腿之前，应该将大腿前方和后方的肌肉绷紧，使得整个腿部在肌肉的保护下形成一个整体，膝关节要确保完全伸直，然后再将腿抬起，这样可以防止在直抬腿时将刚重建的韧带拉松。

（3）股四头肌（大腿前侧肌群）等长收缩：平卧位，大腿肌肉绷紧，然后放松。在不增加疼痛的前提下尽可能多做。每日大于500次。

（4）侧抬腿练习：身体侧卧位，伸直膝关节，绷紧大腿肌肉，直腿抬高至足跟距离床面15cm处，保持至力竭，轻轻放下休息1分钟，然后继续锻炼。每次锻炼15分钟，每天锻炼2次。

（5）髌骨内推运动：在膝关节伸直状态下，将髌骨向内侧轻轻地推移3～4mm，防止髌股关节粘连，并增进髌股关节软骨的营养代谢。每次锻炼

15 分钟，每天锻炼 2 次。

（6）膝关节被动屈曲：拆除膝关节支具，患者坐在床上或床边沿，将膝关节从 0° 伸直位自然下垂。半月板前角、后角损伤缝合术后 1～2 周每天被动屈膝 3 次；术后 3～4 周每天被动屈膝 3～5 次。半月板体部损伤缝合术后 1 周内不进行屈曲练习，从术后第 2 周开始被动屈曲练习，4 周内不进行主动屈曲练习，只在医生帮助或指导下每周 1～2 次行被动屈曲练习。练习完毕后，需及时将膝关节支具佩戴上。术后 4 周，被动屈膝 ≤ 90°。

以上康复锻炼过程必须根据患者的具体情况循序渐进，切不可心急。

第七章

膝关节健康咨询

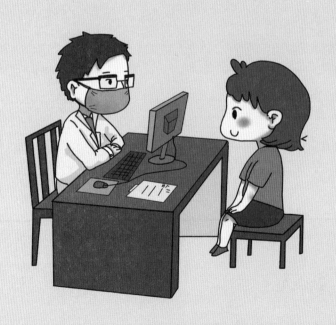

第一节　与膝关节相关的影像学检查有哪些

一、X线平片

我们最常见的就是X线平片检查，X线检查简单直观而又便宜，对于骨头的改变具有相对可靠的诊断准确性。X线检查可以判断膝关节有无骨折，有无骨赘增生，有无游离体，是否脱位，膝关节的间隙是否变窄，髌骨的位置是否正常等。通常我们在膝关节部位可进行正位片、侧位片和髌骨轴位片的拍摄，从不同的角度去观察膝关节病变。

二、CT

CT的全称叫作计算机体层摄影，是将计算机系统和X线发生系统相结合以获得人体断层图像的方法。CT具有比X线更高的分辨率，断层图像又可解决X线影像重叠的问题。因为骨头是三维的结构，因此CT扫描出来的影像结果可以全方位地观察骨头是否有损伤。

随着影像技术的发展，CT扫描的图层更薄，对不同图层的图像可以进行三维重建，重建后的三维图像能更直观地从立体的多角度呈现出骨头的结构以及相邻组织的关系。对于隐匿性骨折，或者因石膏固定引起X线图像质量下降等具有较好的诊断价值。

三、磁共振

磁共振成像就是我们所说的 MRI，MRI 最大的好处就是不存在射线对身体的伤害，被认为是目前较为安全的无损伤性的检查。MRI 具有极高的敏感性和特异性，对于可疑的微小骨折、骨挫伤、软骨损伤等具有较高的诊断价值。

在膝关节疾病中，除了骨头损伤之外，更多的是半月板和韧带的损伤，而 MRI 对于关节软骨、半月板、韧带等软组织损伤具有极佳的分辨能力和成像能力，MRI 也是目前最好的影像手段。MRI 可以直接显示肌肉和肌腱的走行和其完整性改变，也可判断半月板的损伤程度，是否有水肿、韧带断裂等情况，是否有回缩。

大部分置入体内的金属物不能做磁共振检查，因此做磁共振时需向医生说明体内是否有放置心脏起搏器、眼球内金属异物、心脏支架、钢板等金属置入物。

四、B 超

B 超多应用于人体内脏器官的观察，但是随着高频探头的应用，软组织的超声图像质量有了显著的提高，对软组织的损伤能够提供较为可靠的帮助。而且 B 超也是安全的无创性检查，它具有即时性、价格低、无痛、简单易行等优点，对于膝关节部位的肌肉、韧带损伤具有一定的诊断价值。

第二节　与膝关节相关的实验室检查有哪些

一、常规实验室检查

膝骨关节炎、膝关节损伤的血常规、红细胞沉降速率（血沉）、C- 反应蛋白一般均正常。伴有滑膜炎的患者可出现C-反应蛋白和血沉轻度升高，但血沉一般不会超过 30～35mm/h。蛋白电泳、免疫复合物及血清补体等指标一般在正常范围，类风湿因子、抗核抗体阴性。大部分类风湿关节炎患者类风湿因子（RF）、抗环瓜氨酸肽抗体（抗 CCP 抗体）阳性，血沉、C-反应蛋白普遍升高，有时升高数倍。继发性膝骨关节炎患者可出现原发病的实验室检查异常。

二、关节液检查

滑膜炎患者可有关节积液。但是，一般关节液透明、淡黄色，黏稠度正常或略降低，但黏蛋白凝固良好。透明质酸浓度良好，蛋白可中度升高，白细胞轻至中度升高，以淋巴细胞升高为主。此外，或可以发现软骨和骨碎片。关节液中无机磷酸盐浓度增高，并与放射线表现严重程度相关。痛风性关节炎患者的滑液标本通过显微镜检查可见细胞内单钠尿酸盐（MSU）结晶，滑液呈炎性，白细胞计数为 $10000～1000000/mm^3$，以中性粒细胞为主。类风湿关节炎的滑液通常为炎性积液，较混浊，呈黄色或灰黄色，白细胞计数通常为 $1500～2500/mm^3$，以多形核细胞为主。膝关节外伤后关节液可呈血性。对于关节液的分析，除了可确立骨关节炎的诊断外，尚可帮助骨关节炎患者了解渗出液的性质或疼痛加重的原因。由代谢性疾病、内分泌疾病引起的继发性骨关节炎，特殊的实验室检查异常有助于确定基础疾病。

三、特异性标志物

理想的标志物应来自患者的血液、关节液、尿或关节组织，能及时反映关节软骨降解和合成速度及软骨下骨代谢状态，以反映骨关节炎局部病变进展的情况，并提示预后。常用于骨关节炎的特异标志物为葡糖胺聚糖、2型原胶原前肽，硫酸角质素抗原决定簇、透明质酸、基质金属蛋白酶及其裂解产物和细胞因子等。

第三节 哪些常见的慢性疾病会影响膝关节

一、糖尿病

糖尿病患者血糖比较高，长期的高血糖则会导致机体代谢紊乱，引发全身多器官功能的损害，特别是肾、眼、心血管系统及神经系统。除此之外，糖尿病对肌肉韧带和骨骼的影响也很大，长期的高血糖会影响膝关节周围的血管和神经功能，导致膝关节软骨、韧带、关节囊等组织发生退变。因此糖尿病患者应合理控制血糖，预防膝关节发生病变。

二、高脂血症

血脂高的患者多伴有肥胖，肥胖会导致膝关节负荷加重，而高血脂会影响关节软骨代谢，导致软骨损伤，加速膝关节的退化。当膝关节出现不适时，高血脂状态会导致膝关节周围血流不通畅，中医说"不通则痛"，因而会加重膝关节不适感，影响膝关节活动。因此高脂血症患者应服用降脂药，在预防心血管疾病的同时也能保护膝关节。

三、骨质疏松症

老年人多容易发生骨质疏松，特别是绝经后的妇女。骨质疏松就是指构成骨骼的成分不断丢失，导致骨骼变脆变弱，容易发生骨折。骨骼一直处于骨形成和骨吸收的骨重建动态平衡中，就像湖泊一样不断有水流进，也不断有水流出，当被吸收的骨量和形成的骨量基本持平的时候，骨骼是健康的；当骨量被吸收过多或骨形成不足，就会出现骨质疏松，就像干枯的树枝一样，变得易脆。膝关节软骨下的骨重建平衡受到破坏后，关节软骨也会受损，进而导致膝骨关节炎等疾病。如果胫骨近端出现骨质疏松，就像地基不断地被挖空，地面的建筑就会出现塌陷一样，股骨髁就会把胫骨平台压倒变形甚至塌陷，使关节软骨损伤、关节变形、炎症加重。因此，保护地基也是保护膝关节的有效措施。绝经后的妇女和老年人应定时检测骨密度，一旦发现骨质疏松，应及时就医，按医嘱防治骨质疏松，对膝关节也有一定保护作用。

四、高血压病

高血压患者的血管功能变差，动脉发生硬化会导致外周器官血流供应减少，引起膝关节软骨缺血和微循环障碍，抑制软骨细胞摄取营养物质和氧气，最终导致部分软骨细胞发生不正常死亡。而且高血压可能会减少胫骨内侧平台的软骨下骨质并增加空隙，造成关节活动时关节软骨盘在重复的机械负荷作用下出现微断裂和微骨折，导致膝关节出现病变。高血压对老年女性膝关节功能的影响比男性更大，因为绝经后的老年女性容易出现骨质疏松，骨质疏松又是严重影响膝关节功能的疾病；而且高血压也会导致钙的代谢异常，促进骨钙丢失，进一步加重骨质疏松，从而影响膝关节功能。因此，当患者患有高血压时应接受治疗或按时服药，控制血压，同时当膝关节出现不适时应及时就医，早一步预防膝关节发生严重的病变。

类风湿关节炎的患者因其血管内皮功能异常、动脉硬化程度和动脉粥样硬化斑块数量明显增加而导致患高血压的风险升高，同时高血压也成为增加类风湿关节炎患者心血管疾病发生率与死亡率的主要风险因素。目前临床上治疗类风湿关节炎的药物多为糖皮质激素、免疫抑制剂和非甾体抗炎药物，上述药物均有导致血压升高的风险。因此风湿性关节炎患者应定时检测血压，发现血压升高应及时就医。

第四节 哪些生活陋习会影响膝关节

一、喝酒会影响膝关节吗

酒精对膝关节的影响最主要的是诱发膝关节发生痛风性关节炎。因为血液中酒精含量过高会引起肾脏尿酸清除减少，同时又增加体内尿酸生成和分泌，使血尿酸增加，从而导致痛风发作的风险升高。有研究发现，每日酒精摄入量超过15g（相当于450mL的啤酒或者36mL的52°白酒）可明显增加痛风发作的风险，和烈酒相比，啤酒中含有较多容易被人体吸收的鸟嘌呤，所以啤酒增加痛风发作风险的作用比烈酒更加明显。

酒精对骨骼最严重的影响是会导致骨坏死，特别是髋关节的股骨头，但是同样可以引起膝关节周围骨骼的坏死，进而引发膝关节骨性关节炎，影响膝关节功能。

二、吸烟会影响膝关节吗

目前没有研究证实吸烟会导致膝关节出现骨性关节炎等病变，但是如果膝关节已经出现疼痛等不适症状时，吸烟会通过影响大脑对刺激感觉或者疼痛的中枢感觉从而加重疼痛和麻木等症状。而且当膝关节接受相关治疗后，吸烟会影响治疗的效果，特别对于外伤或者手术后的病人，吸烟会影响伤口的愈合，或者通过减缓肌肉组织中的血流速度，增加下肢深静脉血栓形成的概率，严重延缓了术后康复的进程。谨记吸烟有害健康，请尽早戒烟。

第五节　与膝关节有关的那些事

一、艾灸可以保护膝关节吗

灸法治疗膝关节病有悠久的历史，是中医传统疗法之一，具有温通经络、行气活血、驱寒除湿的功效。相关临床研究表明，艾灸能有效减轻膝关节疼痛并改善膝关节功能。对于目前尚无特效药的类风湿关节炎，艾灸疗法有利于帮助患者缓解膝关节疼痛、肿胀、压痛，缩短晨僵持续的时间，增加膝关节灵活程度，从而可提高病人的生活质量。

艾灸除了可以治病以外，还具有预防疾病和保健养生的作用，但是艾灸属于温热疗法，有其特定适应证及禁忌，所以必须由专业的医师操作或者经医师指导后进行操作。有医师认为在大饱、大饥、大渴、大醉、大怒、疲劳、兴奋等极端状态下是不适合做艾灸的；膝关节周围皮肤红肿发热或者疾病的急性期不适合用艾灸；已怀孕的妇女不可盲目进行艾灸。

艾灸作为一种防治疾病的治疗方法，治疗期间也可能会出现部分不良反应，例如可能会导致病人出现晕厥、局部皮肤过敏等不良反应，也有可能因操作不当导致皮肤灼伤等。目前艾灸使用的方法有艾炷无瘢痕灸、温和灸、雀啄灸、雷火灸、隔姜灸、回旋灸等多种。在防治膝关节疾病方面，对于艾灸方法的时间、部位、穴位等的选择，病人应咨询专业的医师。

二、膝关节部位可以拔火罐吗

拔火罐疗法也是中医传统疗法之一，中医认为，拔火罐可祛寒除湿，疏通经络，祛除瘀滞，行气血，消肿止痛，拔毒泻热，调整人体阴阳平衡，解除疲劳，增强体质，从而达到扶正祛邪之效。从现代医学角度来说，其火罐内负压使局部组织高度充血或淤血，其温热作用又能使局部血管扩张，促进血液循环，改善充血状态，加强新陈代谢。从而改变了局部组织的营养状况，增强了血管壁的通透性和耐受性，使关节内的炎症得到吸收。减轻膝关节的相关症状。因此拔火罐适宜治疗一些长期的慢性膝关节疾病，但是如果膝关节出现急性损伤，急性炎症，膝关节红肿热痛，或者周围的皮肤出现损伤，则不适宜拔火罐。如需进行拔火罐治疗，请到正规医院就诊并由专业医师进行操作。

三、什么时候可以用四子散热敷膝关节

四子散热敷疗法属于中医外治法的一种，具有热疗及中药治疗的双重功效。将加热后的药包置于膝关节，使药力和热力同时自表向里，层层传达，通透经络、关节、骨骼，热力作用可以改善局部微循环，加速代谢产物的吸收和炎症物质的消散，减轻膝关节不适症状，它是由白芥子、吴茱萸、苏子、莱菔子四种中药组成，其中白芥子疏经通络、散结消肿，吴茱萸散寒止痛，紫苏子行气通络，莱菔子具有行气之功，4 种药物配伍，起到祛风除湿、温经散寒、通络止痛的作用。因此四子散热敷适宜于治疗各种慢性骨关节疾病，如膝骨关节炎、肩周炎、颈椎病、网球肘、腰椎间盘突出症等，但是对于患者外敷部位有皮肤红肿发热损伤、过敏或者用药后出现红疹、瘙痒、水疱等现象，应暂停使用。

四、什么时候冷 / 热敷膝关节

冷敷、热敷是具有悠久历史的中国传统疗法之一，是针对局部进行物理治疗的两种方法。它简单易行，对肌肉、关节、韧带的扭伤具有良好的治疗效果，但冷热敷不能随便乱用，要根据患者具体情况决定。对于膝骨关节炎发作期、膝关节扭伤 48 小时内，患者膝关节出现红、肿、热、痛等炎症反应，这种情况宜做冷敷，冷敷可以收缩血管，减少出血，抑制感觉神经，减轻疼痛，减少滑膜炎症反应，消除肿胀。而急性期过后、膝关节扭伤缓解以后，膝关节炎症反应减轻，损伤的小血管基本停止出血，此时可适当做一些热敷，以放松局部肌肉，促进血管扩张，帮助炎性物质的吸收，减轻肿胀，促进局部血液循环，对膝关节的恢复很有好处。但急性期和外伤缓解后多长时间才能热敷要视具体情况而定，一个简单方法是"寒者热之，热者寒之"，即关节疼痛怕冷怕风时，可以热敷，如果关节红肿热痛，则可以冷敷，要注意的是，痛风性关节炎在缓解期，如果热敷温度过高，时间过长，因关节内结晶微粒的溶解，关节酸度升高刺激滑膜，会使关节炎急性发作，病人在不明确冷敷或热敷的情况下，最好什么都不做，先咨询专科医生指导治疗。

五、膝关节部位可以刮痧吗

刮痧疗法是中医传统疗法之一，它是用一种边缘光滑的片状硬物，如古铜钱、硬币、牛角片或是其他陶瓷类的硬状物，蘸上清水、按摩膏或植物油在人体皮肤表面轻巧地用腕力刮出细小红点或瘀血斑，形状多如沙粒，故称为"痧"。刮痧疗法可以促进人体气血通畅，使邪气从体表肌肤透出，从而消除或减轻疾病。刮痧疗法常用于痧症的治疗，如中暑、伤暑，或症似感冒，有咳嗽、头痛、咽喉疼痛伴发热等。目前也有医师应用刮痧疗法治疗膝骨关节炎等膝关节疾病，刮痧可以活血通络，疏通肌肉，缓解肌腱痉挛与疼痛，能缓解膝关节疼痛、活动不利等相关症状，但是对于因外伤引起的膝关节疾病急性期和关节急性炎症期出现红肿热痛者，禁止进行刮痧治疗。因此在选择刮痧疗法时同样也应到正规医院找专业医师进行操作，也可经医师指导后自行操作。

六、膝关节疾病的发生与职业有关吗

膝关节相关疾病的发生与患者的职业有关。尤其表现在一些体力劳动者、运动员与文艺演员身上。

体力劳动者：从事需要反复跪、蹲、久坐屈曲膝关节的工种，如木工、地板工、油漆工和办公室文员等；从事提举重物或爬高楼的职业，膝骨关节炎的发病率也会增加。

运动员：由于运动员的运动强度较大，很容易导致膝关节的急性损伤。篮球、足球和羽毛球运动员因为膝关节高强度冲击负荷导致膝关节出现半月板和韧带损伤的概率较高，膝关节长期的慢性损伤也导致骨关节炎发病率较高；举重运动员因为膝关节反复地过度负荷导致膝骨关节炎发病率也高。

七、如何控制体重

体重控制是保护膝关节的重要措施，所有超重或肥胖的膝关节炎患者都需要降低体重。降低体重对膝骨关节炎患者具有很好的健康效益，最直接的效益是缓解疼痛。在体重控制的具体实施过程中，要注意如下事项：

1. 设定正确的控制目标　在通过身体质量指数量化评估体重情况的基础上，设定降低体重的目标。建议最初的目标为降低现有体重的10%，这是一个安全的比例。

2. 采用合适的控制策略　有许多方法可以安全、有效地促进膝骨关节炎患者的体重管理。其中，成功降低体重的策略包括降低热量摄入、增加运动训练、行为治疗设计、改善饮食及体育活动习惯等。降低热量摄入主要包括减少膳食脂肪和总热量等。减少膳食脂肪不仅有助于降低体重，还对健康有益。运动训练强度建议为中等运动强度，运动时间建议逐渐增加至30分钟或更长时间，运动频率也逐渐增加至每天。

3. 运行适宜的控制计划　假如患者成功地达到最初设定的降低现有体重10%的目标，随后则应采取每周0.5～1千克的控制速度进一步降低体重。在降低体重6个月后，需要保持体重一个阶段。

4. 配合改变生活习惯　肥胖会增加膝骨关节炎危险，因此，体重控制不佳或降低体重一段时间后出现"反弹"等情况仍然会使膝骨关节炎发生、发展的风险增加。造成这些情况的主要原因即不良生活习惯仍未消除。因此，改变生活习惯是成功控制体重的根本。

5. 训练与健康饮食之间要达到一个合理的平衡　主要是"多运动、少进食"，健康饮食的作用主要为减少热量的摄入，训练可消耗体内多余的热量。因此，应达到训练和健康饮食之间的平衡，形成新的健康生活习惯并持之以恒，由此更好地控制体重。

6.谨慎使用减肥药物 所有患者在采用减肥药物治疗前，必须至少采用以改变生活习惯为基础的治疗方法6个月。一般而言，若患者身体质量指数大于30而且没有其他危险因素，或身体质量指数大于27而且伴有2个或以上危险因素，采用常规的非药物治疗不能降低体重或保持体重，方可长期使用国家药品监督管理局核准的减肥药物作为降低体重综合治疗的一部分。假如患者在使用减肥药物的第一周不能降低2千克体重，则认为患者对减肥药物治疗无反应。原则上减肥药物治疗不要超过1年，并定期（2～3个月）检测肝肾功能。

八、为什么要强调增强膝关节周围的肌肉力量

膝关节周围的肌肉在缓解、减轻对膝关节的撞击负荷方面是最重要的因素。当膝关节受到外界的一个撞击，通过肌肉的传导机制，由于有强壮的肌肉，能够产生瞬时的肌肉收缩，以对抗外界负荷的作用力。对于膝关节炎患者，由于关节的疼痛及活动功能差，肌肉的体积、收缩速度、肌力、重复收缩的耐力，以及关节运动的能力均受到损害。为了提高患者的神经肌肉的适应性，使得关节在受到突然的撞击负荷时，能够即刻缓解负荷、保护关节，因此对患者的运动疗法训练计划，应包括提高关节功能发挥的速度和技巧、向心收缩和离心收缩的肌力和耐力。

由于肌肉是重要的撞击吸收因素，并有助于稳定关节，所以关节周围肌肉的肌力减弱可以进一步加重膝骨关节炎关节的结构性损害。除了减轻关节疼痛，也必须考虑通过锻炼增强下肢肌肉的力量，延缓膝骨关节炎患者的关节进行性损害。而不足的关节负荷也会导致关节软骨和软骨下骨的萎缩，对于关节囊薄弱、关节不稳定或者关节周围肌肉力量明显下降的患者，控制负荷显得尤为重要，因为在这些组织病变的情况下，可以改变正常负荷的传导。对这些患者，水中运动时的浮力环境，可使负荷得到良好的控制。

总之，通过训练获得的肌肉力量和本体感觉的提高可以减缓膝骨关节炎的病情发展。

九、膝关节保护措施有哪些

关节保护技术可使受累的膝关节免受应力，降低关节疼痛，并保护关节软骨。有数据表明，日常的行走通过膝关节的软骨传导了3.5倍体重的负荷。蹲下使膝关节软骨受到了9倍体重的应力。因此，即使对尚未发生关节疼痛的患者，保护关节也很重要。而且，只要对生活或日常活动中的动作做一些简单的调整，就能改善膝关节炎患者的疼痛症状并保护关节。以下是对膝关节炎患者关节保护的一些建议。

穿鞋要合适：可以使用舒适的鞋垫，必要时可垫上特制鞋垫，以调整下肢线，减少膝关节的应力，女性要尽量少穿高跟鞋。

适当休息：在活动10～30分钟后，可以坐下休息片刻，而不要采用站立不动的方式。当站立工作较长一段时间后，可坐在高凳子上休息片刻，而不要继续站立不动。如果一定要站立工作，则每间隔30～45分钟休息5分钟。

改善生活习惯：将一些常用物品放在容易取到的地方，从而避免采用蹲下或者跪下等方式去取。下蹲与跪位动作会导致身体的大部分重量直接作用于膝关节。膝关节病症状重的患者或老年人可以制作或者买一个取物器，以便拾取放在地上的所需物品。将车停在靠近患者的目的地。使用电梯的方式实现垂直交通。如果一定要走楼梯，应一步走一个台阶或走"Z"形步，且适当安排间隔休息。膝关节炎症状较重的患者应特别注意：①避免坐低凳，患者应坐在一个高的、坚实的椅子上，或者在椅子上垫一枕头以提高坐凳的高度，防止椅子滑动，以使患者的膝关节少受高度应力；②避免坐位时膝关节过度屈曲的姿势；③避免睡高度偏低的床，必要时可以将床垫高；④避免用高度偏低的坐便器，建议将坐便器垫高，以便如厕时更加轻松；⑤避免用浴盆，最好采用椅子坐位淋浴的方法进行沐浴；⑥避免跪下、蹲下或者在地上坐着时下肢交叉，这些动作会造成膝关节软骨过度的应力。

选择合适的运动及方式：震荡或者冲击膝关节的运动可能进一步损伤关节软骨。游泳及行走对膝关节施加的应力较跑步、球类活动小得多。行走时尽量选择平底鞋，避免上陡坡行走。同时，注意避免障碍物绊倒。可采用骑自行车的方式替代行走。

十、为什么一到阴雨湿冷天气，膝关节就容易出现不适

我们知道，膝关节最怕冷的部位就是髌骨，也就是我们坐着的时候，在膝关节上摸到的骨头。由于皮肤下面几乎直达髌骨，中间没有厚的脂肪或者肌肉覆盖，因此没有脂肪保护的髌骨最容易受到湿气和冷风的"侵袭"，从而产生不适的症状。中医认为风寒湿等邪气容易侵袭膝关节，导致出现关节疼痛、活动不灵活的症状，这也就是中医所说的"痹证"。如果你已经患有痹证，那么当天气变冷或者潮湿的时候，膝关节的不适症状会加重，是因为痹证会导致膝关节的血流减慢、减少，寒冷或者潮湿会加重这种情况，疼痛和僵硬的症状也随之加重。在膝关节血流变少的时候，对寒冷和潮湿天气的改变就变得特别敏感，因此"痹证"患者的膝关节有可能像"气象台"一样，可以预测天气的改变。这种情况下，我们要时刻注意膝关节的保暖，避免风扇直吹膝关节，采用热敷、按摩、佩戴护膝的措施来保护膝关节。